U0388846

宫颈癌与 HPV 疫苗

主　编　孔为民

副主编　金碧霞

编　者（以姓氏笔画为序）

丁　丁　　王　晨　　王苏琳　　王景尚

孔为民　　邓波儿　　吕讷男　　刘　洋

刘婷婷　　李　静　　宋　丹　　张　珩

张　赫　　陈姝宁　　罗　丹　　金碧霞

赵小玲　　赵轩宇　　索红燕　　晏　燕

曹利娜　　韩　超　　韩松筠

人民卫生出版社
·北 京·

图书在版编目（CIP）数据

宫颈癌与 HPV 疫苗 / 孔为民主编. — 北京：人民卫生出版社，2021.3

ISBN 978-7-117-31350-6

Ⅰ.①宫… Ⅱ.①孔… Ⅲ.①子宫颈疾病 – 癌 – 防治 – 问题解答②乳头状瘤病毒 – 疫苗 – 问题解答 Ⅳ. ①R737.33-44

中国版本图书馆 CIP 数据核字（2021）第 040474 号

人卫智网	www.ipmph.com	医学教育、学术、考试、健康，购书智慧智能综合服务平台
人卫官网	www.pmph.com	人卫官方资讯发布平台

宫颈癌与 HPV 疫苗
Gongjing'ai yu HPV Yimiao

主　　编：孔为民
出版发行：人民卫生出版社（中继线 010-59780011）
地　　址：北京市朝阳区潘家园南里 19 号
邮　　编：100021
E - mail：pmph @ pmph.com
购书热线：010-59787592　010-59787584　010-65264830
印　　刷：北京顶佳世纪印刷有限公司
经　　销：新华书店
开　　本：787×1092　1/32　印张：8.5
字　　数：143 千字
版　　次：2021 年 3 月第 1 版
印　　次：2021 年 3 月第 1 次印刷
标准书号：ISBN 978-7-117-31350-6
定　　价：69.00 元

打击盗版举报电话：010-59787491　E-mail：WQ @ pmph.com
质量问题联系电话：010-59787234　E-mail：zhiliang @ pmph.com

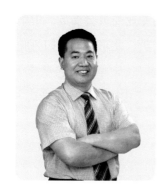

孔为民　首都医科大学教授、博士生导师，现任首都医科大学附属北京妇产医院妇科肿瘤科副主任。2001 年毕业于中国协和医科大学肿瘤学专业，获肿瘤学博士学位。

主要从事妇科恶性肿瘤的诊断、治疗、预防及科研工作，包括宫颈癌、子宫内膜癌、外阴癌、卵巢癌等。具备 30 余年的妇科肿瘤工作经历，在妇科恶性肿瘤的手术治疗、放射治疗及化学治疗等方面积累了丰富经验。对宫颈癌的癌前病变、子宫内膜癌的癌前病变诊治及预防有深入的研究。现承担多项省部级课题，包括国家自然科学基金、北京市科学技术委员会前沿攻关等课题。

学术任职：中国妇幼保健协会妇科肿瘤专业委员会副主任委员，中国抗癌协会妇科肿瘤专业委员会委员，中华医学会肿瘤学分会妇科肿瘤学组委员，北京医学会妇科肿瘤学分会委员，北京抗癌协会理事，《中华妇产科杂志》编委，《中华医学杂志》通讯编委，《中国临床医生杂志》编委，《中国医药科学》杂志编委。

序

　　长期以来，宫颈癌一直是妇科恶性肿瘤的头号杀手，对广大女性健康危害极大。近 20 余年来伴随发现高危型人乳头瘤病毒（human papilloma virus，HPV）感染与宫颈癌发病密切相关，极大地推动了宫颈癌的防治工作。宫颈癌发病病因明确，并已有 HPV 疫苗问世；另外，从 HPV 感染至自然发病时间长，因此，对女性接种 HPV 疫苗，同时开展宫颈癌筛查，有望大幅度降低宫颈癌的发病率。世界卫生组织（World Health Organization，WHO）总干事在 2018 年提出了全球消除宫颈癌的战略目标，即 90% 的 9 ～ 14 岁女孩接种 HPV 疫苗；70% 的 35 ～ 45 岁女性接受高质量的宫颈癌筛查；90% 确诊宫颈病变的女性接受合理的治疗，目标是将宫颈癌发病率降到 4/10 万以下。一些发达国家已将 HPV 疫苗纳入国家免疫计划，并有完整的筛查制度。我国 HPV 疫苗引入较晚，人们普遍对 HPV 疫苗相关知识了解甚少，其接种率与发达国家相比有较大差距。另外，宫颈癌筛查覆盖率不足 60%。因此，只有提高 HPV 疫苗的覆盖率，提高技术人员宫颈癌筛查质量和筛查覆盖率，才有可能使我国达到 WHO 提出的目标。目前，我国广大群众对宫颈癌的认识尚有不足，亟须妇产科领域专家对宫颈癌等相关问题进行科学普及。

孔为民教授作为知名的妇科肿瘤专家，多年来对妇科肿瘤的诊治有丰富的经验，对宫颈癌的防治有其独到见解。这次，他带领了 20 余位临床一线医师，针对宫颈癌防治的各个环节，包括 HPV 感染，宫颈癌与 HPV 感染相关性及其发病进程，宫颈癌筛查及癌前病变的诊治，宫颈癌的诊断与治疗，HPV 疫苗接种流程、有效性及安全性等诸多方面进行了全面、细致的讲解。全书以回答问题的形式，对上述内容进行了深入浅出、图文并茂、生动形象、通俗易懂的解读，便于读者理解，是一本简易实用、便于查阅的科普手册。

该科普书将有利于提高人们对宫颈癌防治各个环节的认识和理解，相信该书不仅对广大人群，而且对于广大医务人员也会有很好的参考价值。

感谢孔为民教授及其团队提供了这部有价值的科普读物。

　　本人愿意为之做序，并向广大读者推荐本书。预祝本书顺利出版，为推进我国的宫颈癌防治工作起到积极的作用。

中国优生科学协会阴道镜和宫颈病理学分会（CSCCP）主任委员

北京大学人民医院教授

魏丽惠

2021 年 1 月 18 日于北京

前言

　　子宫颈癌（简称宫颈癌）是常见的妇科恶性肿瘤之一，发病率在我国女性生殖道恶性肿瘤中居第一位。2020 年我国新增宫颈癌病例 109 741 例（全球范围为 604 127 例），死亡病例 59 060 例（全球范围为 341 831 例）。在全球范围内，仅由于人口变化，预计 2020 年至 2040 年之间癌症负担将增加约 50%。宫颈癌筛查曾使我国宫颈癌发病率大幅下降，但是近 20 年来宫颈癌发病率又逐渐上升，并呈年轻化趋势。如何防治宫颈癌，成为我国政府、医务人员及广大女性面临的重大问题。

　　2008 年，德国科学家 Harald zur Hausen 因为发现了人乳头瘤病毒（human papilloma virus，HPV）与宫颈癌的关系，获得了诺贝尔生理学或医学奖。自此，宫颈癌的预防拉开了新的序幕。HPV 与宫颈癌密切关系的发现，一方面，使得研制 HPV 疫苗成为必要；另一方面，通过筛查 HPV 感染以确定宫颈癌高危人群，从而为宫颈癌筛查提供了新方法。特别是近年来，HPV 预防疫苗的研制成功，使得接种 HPV 疫苗的人群 HPV 感染率大幅下降，相关的宫颈癌癌前病变及宫颈癌发病率也大幅下降。这种成功使得宫颈癌有望成为第一个因应用疫苗而被消灭的肿瘤。

国外研制的 HPV 疫苗的进口及国产 HPV 疫苗的上市，引起了女性的广泛关注，但是也产生了较多疑问。我们在临床工作中发现，广大女性亟须了解 HPV 疫苗有哪些种类，其有效性、安全性如何，哪些人群适宜接种，如何选择几价疫苗，以及接种的流程和方法等问题。为此，我们组织了 20 余位临床医师编写本书，试图回答人们关于 HPV 及 HPV 疫苗存在最多的疑问。此外，我们还针对广大女性宫颈癌及其癌前病变的知识较为薄弱的现状，进行了相关知识的普及。希望满足国内广大女性对 HPV 及 HPV 疫苗、宫颈癌及其癌前病变相关知识的渴求。

为了更直观地回答广大女性的疑问，本书采用了问答式的编写方式，语言通俗易懂。撰写过程中，按 HPV 基础知识的普及，HPV 与宫颈癌的关系，宫颈癌的筛查，HPV 疫苗的研制过程，HPV 疫苗的有效性、安全性、适宜接种人群，HPV 疫苗的接种流程和方法等进行了编排。为了更生动地进行讲解，我们对一些常见的检查报告以图文方式进行了解读，以方便广大读者查阅。

本书适合于广大女性，对基层医院妇产科医师、医学和护理专业学生等了解 HPV 及 HPV 疫苗、宫颈癌及相关知识也将有所帮助。

特别感谢我国著名妇产科专家、中国优生科学协会阴道镜和宫颈病理学分会（Chinese Society for Colposcopy and Cervical Pathology，CSCCP）主任委员、国内知名 HPV 及 HPV 疫苗领域专家魏丽惠教授的指导，并为本书作序。

对于本书不足之处，祈请同行和读者批评与指正。

孔为民

2020 年 1 月 16 日

目录

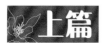

上篇 知己知彼，方能百战百胜
——"作恶多端"的HPV

第一章 何方妖孽——HPV 的定义

第二章　HPV 哪里逃——HPV 的检测

第五章　蜕化变质的宫颈上皮
　　　　——HPV 与宫颈癌前病变

第六章　被攻破的防线——HPV 与宫颈癌

第七章　筛查，真有两把刷子！——宫颈癌的预防

第八章 祸不单宫颈——HPV 和其他病变

19

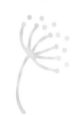

第九章　放开那个孩子——HPV 与妊娠

第十章 报告在手，病情全懂——检查报告的阅读

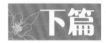 让我保护你，安全又可靠
——"防癌新宠"之 HPV 疫苗

第一章　欢迎来到我的世界——HPV 疫苗简介

第二章　我的前世今生——HPV 疫苗的发展历程

第三章　保护你，我是认真的
——HPV 疫苗的有效性

第六章　和疫苗有个约会
——接种 HPV 疫苗的流程和方法

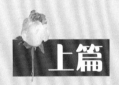

上篇

知己知彼，方能百战百胜

——"作恶多端"的 HPV

第一章
何方妖孽——HPV 的定义

1. 什么是 HPV？

　　HPV 是人乳头瘤病毒（human papilloma virus）的英文缩写。它是一种主要通过性传播的病原体，其他途径如密切接触、间接接触、医源性感染、母婴传播都有可能导致感染，但概率较低。HPV 属于乳头多瘤空泡病毒科病毒属，是一种小型、无外包膜的双链环状 DNA 病毒。HPV 具有高度的宿主特异性，对人体特异部位的上皮组织细胞具有亲和力，如宫颈、阴道、外阴、阴茎、肛周和口腔黏膜等。HPV 的家族非常庞大，有 200 多个分型，约 40 种为肛门生殖器型。根据导致癌症的可能性，可把HPV 分为高危型和低危型。其中，高危型（high risk，HR）有 13 ~ 14 种，也称致癌型，特别是HPV16/18/31/33/45/52/58 等型导致了全球约 90% 的宫颈癌的发生；低危型（low risk）有 20 ~ 30 种，也称非致癌型，其中 HPV6型和 HPV11 型与 90% 的生殖器疣相关。

　　高危型 HPV 感染是宫颈癌癌前病变及宫颈癌发生的

主要危险因素。研究表明，99.7% 的宫颈鳞癌伴有 HPV
感染。

（张　赫）

2. HPV 如何分型？何谓低危型 HPV，何谓高危型 HPV？

迄今为止已发现不同型别 HPV 200 余种，而不同型别的划分是基于 HPV 的特征性基因（L1 和 E6/E7，图 1-1-1）编码序列差异，如差异超过 10%，则视为不同的 HPV 型别。它们也是目前检查 HPV-DNA 的手段。病毒

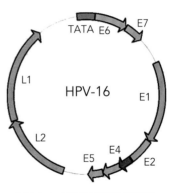

图 1-1-1　HPV16 型基因组结构

基因组由长控制区、早期区和晚期区组成。其中，早期区编码的 E6 和 E7 是致癌的关键分子。L1 基因表达的衣壳蛋白 L1 是病毒衣壳的主要组成成分，以 L1 作为靶抗原的预防性疫苗已取得巨大成功。

根据 HPV 亚型致病力大小或致癌危险性大小不同，可

3

将 HPV 分为低危型、高危型两大类（表 1-1-1，表 1-1-2）。

（1）高危型：主要引起外生殖器、子宫颈等部位的恶性肿瘤和高级别上皮内瘤变（high-grade squamous intraepithelial lesion，HSIL），如 HPV16/18/31/33/35/39/45/51/52/56/58/61 等型，尤其是 HPV16 型、HPV18 型，约 70% 宫颈癌与 HPV16 型有关，HPV18 型则与另 10% ~ 20% 有关。此外，HPV58 型在我国宫颈癌的发生中也占有重要地位。HPV-DNA 阳性的鳞状细胞癌中，约 90% 由 HPV16/18/31/33/45/52/58 型所致。

（2）低危型：主要引起肛门皮肤及男性外生殖器、女性大小阴唇、尿道口、阴道下段的外生性疣类病变和低级别宫颈上皮内瘤变，与恶性肿瘤的关系不大。其病毒亚型有 HPV6 型、HPV11 型、HPV30 型、HPV39 型、HPV42 型、HPV43 型和 HPV44 型。据报道，男性从感染 HPV6 型或 HPV11 型至进展为肛门和生殖器疣的间隔时间大约为 12 个月，年轻女性为 5 ~ 6 个月。肛门和生殖器疣现有治疗手段治疗后容易反复。某些巨大的肛门和生殖器疣（巨大型尖锐湿疣，Buschke-Lowenstein tumors）可能进展为恶性肿瘤，但这样的案例十分罕见。

表 1-1-1　2012 年国际癌症研究署（International Agency for Research on Cancer，IARC）对 HPV 致癌性分组

类型	HPV 基因型
人类致癌物（1 类）	HPV16、HPV18、HPV31、HPV33、HPV35、HPV39、HPV45、HPV51、HPV52、HPV56、HPV58、HPV59
对人类很可能的致癌物（2A 类）	HPV68
对人类可能的致癌物（2B 类）	HPV26、HPV30、HPV34、HPV53、HPV66、HPV67、HPV69、HPV70、HPV73、HPV82、HPV85、HPV97
对人类的致癌性尚不能确定（3 类）	HPV6、HPV11

表 1-1-2　HPV 的高危型和低危型分组

类型	HPV 基因型
高危型 HPV	HPV1、HPV16、HPV18、HPV31、HPV33、HPV35、HPV39、HPV45、HPV51、HPV52、HPV56、HPV58、HPV59
低危型 HPV	HPV6、HPV11、HPV13、HPV32、HPV34、HPV40、HPV42、HPV43、HPV44、HPV53、HPV54 等

（张　赫）

3. HPV 主要存在于哪里？

HPV 广泛存在于大自然中。公共场所中公用的坐式马桶、浴缸，HPV 携带者使用过的浴巾、毛巾等用品中都有它的存在。但是该病毒更适合在人类身上生长、繁殖，尤其是在人类的鳞状上皮组织中。人体的鳞状上皮组织通常存在于皮肤、生殖道肛周皮肤、阴道下部、阴茎、口腔等部位。

对于女性，最常见的感染部位为宫颈。从全球来看，细胞学检查结果正常的女性，宫颈标本存在 HPV 感染的概率约为 11.7%。不过，不同的国家女性感染 HPV 的概率不尽相同：最低为 1.6%，最高可达 41.9%。

对于男性，HPV 可分布到会阴、肛门、肛周、阴囊、龟头以及冠状沟等，其中阴茎是 HPV 感染和复制的主要场所。在非洲、亚太、欧洲、拉丁美洲和北美洲的 18 个国家开展的一项多中心临床试验数据显示，在异性恋男性中 HPV 感染率如下（不分基因型）：阴茎占 18.7%，阴囊占 13.1%，会阴 / 肛周部位占 7.9%。

HPV 一般不存在血液中，目前也无法通过血液检查来发现是否有 HPV 感染以及是哪种类型的 HPV 感染。目前也没有肯定的通过血液进行检测的方法在临床应用。

（张　赫）

4. 如何消毒杀死环境中的 HPV？

HPV 本身具有很强的耐受性。病毒衣壳经乙醚处理、酸处理或在 50℃处理 1 小时仍然有活力。激光手术或电灼产生的烟雾仍然含有 HPV-DNA，很可能导致医务人员的感染。HPV 在 pH 为 6.0～8.0 时比较稳定，在 pH 为 5.0 以下的酸性消毒剂或者 pH 为 9.0 以上的碱性消毒剂中容易灭活，加热或经甲醛溶液处理也可灭活，但 HPV 对酒精不敏感。因此，对可能被 HPV 污染的衣物、手术器械等应采用消毒剂浸泡或高温高压处理，HPV 病灶激光气化的烟雾应及时吸走。

（张　　赫）

5. HPV 是如何传播的？

HPV 主要传播方式包括性传播、母婴传播、接触传播等。

（1）性传播：HPV 最主要的传播方式为性传播，如多个性伴侣、初次性生活过早（17 岁以前）等是容易导致 HPV 感染的高危因素。只要有性生活，就可能感染 HPV，但是约有 80% 的年轻女性 HPV 感染是一过性的，即在 12～18 个月内病毒可被人体的免疫系统自行清除，就好像是宫颈得了一场"感冒"。

（2）母婴传播：在亚洲和非洲，极少的生殖器 HPV 感染的女性可在分娩过程中将病毒传播给婴儿，即母婴传播。这种传播方式有可能引起罕见的婴幼儿复发性呼吸道乳头状瘤病（recurrent respiratory papillomatosis，RRP）。患者的喉部或呼吸道其他部位可形成疣，这些疣如不进行治疗，可造成气道阻塞而致极度衰弱。

（3）接触传播：另外，生活中极少数人群还可能因接触带有 HPV 的生活用品而感染，如内裤、盆浴或浴巾等。

（张　赫）

6. HIV 是什么，和 HPV 有什么关系？

HIV 和 HPV 是两种不同的病毒，相似点在于两者都可通过性接触传播，但是侵袭部位、抵抗能力、感染转归和导致的疾病等都是截然不同的。

人类免疫缺陷病毒（human immunodeficiency virus，HIV）又称艾滋病（获得性免疫缺陷综合征）病毒，是造成人类免疫系统缺陷的一种病毒。1981 年，HIV 在美国首次发现。它是一种感染人类免疫系统细胞的慢病毒

（lentivirus），属反转录病毒的一种。

HIV 主要攻击人体的免疫系统。一旦侵入机体细胞，病毒将会和细胞整合在一起，终生难以消除。其广泛存在于感染者的血液、精液、阴道分泌物、乳汁、脑脊液等中，其中以血液、精液、阴道分泌物中浓度最高。HIV 对外界环境的抵抗力较弱，对乙型肝炎病毒有效的消毒方法对 HIV 消毒也有效；HIV 在体外生存能力极差，不耐高温，抵抗力较低，离开人体不易生存。常温下，HIV 在体外血液中只可存活数小时。HIV 也对热敏感，在 56℃ 条件下 30 分钟即失去活性，故日常生活接触不会感染 HIV。

HIV 感染者是其传染源，感染潜伏期长，死亡率高。HIV 的主要传播途径有 3 种：性传播、母婴传播和血液传播。

HPV 是人乳头瘤病毒（human papillomavirus）的英文缩写，它是一种主要通过性传播的病原体。HPV 属于乳头多瘤空泡病毒科病毒属，是一种小型、无外包膜的双链环状 DNA 病毒。HPV 在人体的上皮组织中繁殖能力较强，如宫颈、阴道、外阴、阴茎、肛周和口腔黏膜等。根据 HPV 亚型致病力大小或致癌危险性大小不同，可将 HPV 分为低危型、高危型两大类。高危型 HPV 感染主要引起外生殖器、子宫颈等部位的恶性肿瘤和高级别宫颈上皮内瘤变。低危型 HPV 感染主要引起肛门皮肤及男性外生殖器、女性大小阴唇、尿道口、阴道下段的外生性疣类病变和低级别宫颈上皮内瘤变，与恶性肿瘤的关系不大。

另外，有研究表明，HIV 阳性的人群患 HPV 的概率会显著升高；而感染 HPV 的人群患 HIV 的概率也会显著提高。国外研究表明，HIV 阳性妇女中 HPV 的感染率为 36.3%，而我国 HIV 阳性妇女的 HPV 感染率更高（达 43%），显著高于我国一般女性人群的 HPV 感染率（17.7%）。HIV 阳性妇女宫颈癌的发病率也比 HIV 阴性妇女高出 2～22 倍。可能的原因是：性伴侣过多是对这两种病毒来说都是感染的高危因素；另外，HIV 感染者免疫功能低下更容易感染 HPV。因此，及早诊治生殖道感染 / 性传播疾病能够改善阴道内环境，减少 HPV 感染发生的风险。

（张　赫）

7. 感染了 HPV 是否一定意味着生活不检点？

良好的生活方式、洁身自好、固定性伴侣的确是预防

HPV 感染的有效措施。但防不胜防的是，即使没有性接触，也可能会感染 HPV。比如未严格消毒的浴缸、公共卫生间的马桶座等，都可能残留 HPV。所以 HPV 非常常见，有性生活的女性一生中感染 HPV 的可能性高达 80%！感染了 HPV 并不代表私生活有多么不检点，一个洁身自好的人也未必就能永远远离 HPV 的攻击。

所以，亲爱的男同胞和女同胞们，感染了 HPV 并不一定表示你的性生活混乱。

（张　赫）

8. 没有性生活、有固定性伴侣就不会感染 HPV 吗？

即使没有性接触，也可能会感染 HPV。换而言之，并非杜绝性生活，就可以完全杜绝 HPV 感染。不过可以确定的是，经接触皮肤传播的 HPV 数量，要远远低于性接触传播的 HPV 数量。所以，HPV 最常见的传播方式还是与性伴侣接触传播。

HPV 非常常见，研究表明在有性生活的女性中，一生中感染 HPV 的可能性高达 80%！欧洲的一份研究调查表明，有稳定性生活至少 1 年、维持单一性伴侣的 238 对情侣中，30% 情侣被检测出 HPV 感染，相当于每 3 对中就有 1 对感染。同时，其中 68% 的情侣感染了至少同一型别的 HPV。感染了 HPV 并不代表私生活多么不检点，只有一个固定性伴侣者也未必就能永远远离 HPV 的攻击。

（张　赫）

9. 我感染了 HPV 是不是跟伴侣拈花惹草有关?

研究显示，至少 90% 的宫颈癌与 HPV 感染有关，且无性生活经历者几乎没有罹患宫颈癌的机会。因此，HPV 感染似乎就和家庭忠诚与责任联系起来。很多感染 HPV 的女性都会产生这样的疑问：如果说女性的 HPV 是男性传播的，那么男性的 HPV 又是从哪里来的呢？是不是老公拈花惹草带回家的?

答案不是绝对的。如前所述，性接触是 HPV 传播的主要途径，但绝不是唯一途径。实际上，会阴部皮肤黏膜接触 HPV 才是感染的必要环节，除性交外，在生活中尚有其他达成这一条件的可能性，比如共用盥洗器具及内衣裤同洗；很多人便会因为安全意识不够而在不经意间中招。

因此，HPV 的感染绝不能作为断定伴侣在外拈花惹草的依据。当 HPV 感染发生后，除了与伴侣进行开诚布公地畅谈以外，一起学习 HPV 感染的相关知识，改正不良的生活方式，培养良好的卫生习惯，如有病变应及时就医，才是更值得关注的方面。

（张　珩）

10. HPV 感染对于我和性伴侣的健康意味着什么，对我和伴侣的关系意味着什么？

HPV 并不是一种病毒的特指，而是一类庞大的病毒家族的总称。根据能否致癌，HPV 又被分为高危型和低危型两种不同的类型。

其中，高危型 HPV 的持续感染可以导致宫颈、肛门、生殖器等部位的癌前病变，并最终进展为癌症。比如 HPV16 型便在宫颈癌、阴道癌及肛门癌的发病中具有主导地位，而低危型 HPV 则主要导致生殖器疣等良性疾病，如 HPV6 型和 HPV11 型便会导致臭名昭著的尖锐湿疣。

HPV 感染通常是暂时的。在大多数情况下，HPV 的感染还不及乍暖还寒时分的一场感冒。它可能不声不响地到来，又悄无声息地被人体自身的免疫系统剿灭。大部分

HPV 感染可能并不会对一个健康的成年人造成太大的威胁。因为除少数类型以外，从 HPV 感染，到出现癌前病变，往往需要感染持续存在十几、二十年的时间。

但这绝不代表 HPV 感染不值得重视。一旦发现 HPV 感染，均应该及时就诊，并结合细胞学检查（thin-prep cytology test，TCT）的结果对宫颈病变进行排查。

如果感染的是极危险的 HPV16/18 型，则应当尽快进行阴道镜及活检来明确是否存在宫颈病变。

如若出现生殖器、肛门、口腔等处的异样，如疣、增生、肿块或疼痛等，同样应该尽快就医。若确诊为 HPV 所致的生殖器疣，则需积极治疗，同时避免同房直至疣消失或去除。

当一个人出现健康问题时，他 / 她可能已经感染 HPV 多年；HPV 的传播途径也并非仅仅只有性行为。因此，当伴侣中的一方或双方感染时，并不能就此断定是谁传染了谁，更无法断言她 / 他曾对自己的伴侣不忠。在这种时候，更重要的是伴侣双方进行开诚布公的详谈，并且在生活方式、卫生保健等方面达成一致。

（张　珩）

11. 做妇科检查、共用坐便器、同洗桑拿和同洗内裤会感染 HPV 吗？

答案是肯定的。对这个问题的阐述还需从 HPV 的生命历程说起。

每一个 HPV 都会度过无赖的一生。它无法自食其力在自然界中独立生存，只能在被感染的细胞中繁殖生息。随着细胞脱落、裂解，病毒颗粒失去了安身立命的家园，就必须要在短期内进入新的细胞，否则就会死去。

这一过程中，它的时间并不多，短则数小时，长也就寥寥数天。

尽管如此，HPV 依旧表现得十分"挑食"，它只会对人类皮肤及黏膜的上皮细胞产生兴趣。经历了漫长进化过程的人类自然不会束手待毙：在正常状态下，人类体表的皮肤黏膜屏障及分布其内的免疫细胞、免疫因子，会铁面无私地将不怀好意的 HPV 拒之门外。

可是，当皮肤和黏膜出现了破损时，人体原本坚实的防线便有了缺口。此时，环境中饥寒交迫、走投无路的 HPV 便有了可乘之机；当漏网之鱼接触到屏障下脆弱的基底细胞，便会在细胞中生长、繁殖。

HPV 会随着感染者不断脱落的感染细胞分散到生活中的各个角落，特别是感染者的内裤、妇科检查床、坐便器、清洁不彻底的浴池等与感染灶近距离接触的物件。当然，接触 HPV 绝不等同于感染 HPV，只有当接触了尚有感染性的病毒颗粒，同时又恰巧出现了皮肤、黏膜的破损（很多时候这种破损可以微小到肉眼不可见），才会存在 HPV 感染的可能。而这种接触传播也是除性传播、母婴传播以外的第三大感染途径。

然而，为此而过度担忧是不必要的。因为与性传播相比，显然接触传播的条件苛刻了许多。所以，提高防护意识、积极采取防护措施可以有效避免 HPV 接触感染。这些措施包括减少接触机会，比如不进入消毒不严格的泳池和浴池、少用公共坐便器、避免家人内裤同洗等；也包括避免直接接触，比如使用一次性坐便器套、妇科检查时使用一次性检查单等。这些习惯不仅可以防范 HPV，也可以防范其他一些可能通过接触传播的病原体。

（张　珩）

12. HPV 感染很常见吗？各地 HPV 感染率是多少？

HPV 的感染十分常见，妇女一生中感染 HPV 的可能性在 80% 左右。对于 HPV 家族中的大部分成员来说，从感染到致病都需要很长的时间；而这一过程中，它们中的

80% 都会在 6 ~ 8 个月内被自身免疫清除。因此，往往 HPV 感染与痊愈都在悄无声息中发生。

　　HPV 的感染与性行为密切相关；事实上，约一半的年轻女性都会在开始性行为后的 3 年内发生至少 1 次 HPV 的感染；在全球范围内，每 100 个没有宫颈病变的女性当中，就约有 10 人正在经历 HPV 的感染。

　　HPV 的感染率以及感染型别在不同地区、不同人群之间也有明显的差别。撒哈拉以南非洲、东欧和拉丁美洲是 HPV 感染率最高的地区，分别为 24.0%、21.4% 及 16.1%；西亚地区的 HPV 感染率则仅为 1.7%，在全世界范围内最低。

　　由于我国幅员辽阔、民族多样，且不同区域经济、文化差异明显，所以 HPV 的感染率以及型别也有地区和人群的特点。有文章结合多个国内人群研究指出，我国普通女性人群 HPV 的感染率是 13.1% ~ 18.8%，其中高危型 HPV 的感染为 16.8%。但就各省、自治区、直辖市具体的 HPV 感染率而言，目前尚没有全面、完善的研究数据。

（张　珩）

宫颈癌与 HPV 疫苗

13. 不同地区的人群感染 HPV 的型别有差异吗？

从世界范围来看，不同地区和人种感染率较高的 HPV 型别也有所不同。

不管在地球上的哪个大洲，HPV16 型均是普通女性最常见的感染类型。若论感染性及危害，恶贯满盈的 HPV16 型在它的兄弟当中一骑绝尘，以总体 2.8% 的感染率高居榜首；而它的同胞们也在不同的区域有着出彩的表现。其中，HPV31 型对欧洲人群情有独钟，而亚洲人群似乎更受 HPV52 型的青睐。

由于中国地域广阔、民族众多，生活环境及生活方式差异巨大，国内不同地区之间 HPV 型别的分布也大同小异。虽然每个省份常见的 HPV 分型都各有特点，但总体来说，HPV16 型、HPV52 型、HPV58 型在多个省份名列前茅；紧随其后的是 HPV33 型以及在宫颈癌发病过程中臭名昭著的 HPV18 型。

在中国，已经发生了宫颈癌及癌前病变的群体中，上文中的"五虎上将"越发显得战功斐然。HPV16 型在宫颈鳞癌患者中的感染率高达 76.6%，腺癌中最常见类型依旧是 HPV16 型、HPV18 型，感染率分别是 35.1% 和 30.6%。

感染率较高的几种 HPV 类型是 HPV 疫苗防范的重

18

点。二价疫苗主要针对感染率高且危害巨大的 HPV16/18 型；四价疫苗在此之上又加入了可导致生殖器疣的低危型 HPV6/11 型；而九价疫苗则进一步扩大范围，将 HPV52/58/33 型等其他几种常见高危型 HPV 也纳入了覆盖，可以预防约 90% 的宫颈癌（根据我国国家药品监督管理局官方文章）。

（张　珩）

14. 哪些人容易感染 HPV？什么年龄的女性容易感染 HPV？

人类经过长久的进化，早已形成了完善的防御系统。HPV 的感染往往需要突破重重关隘。

首先，HPV 必须先接触到生殖道、口腔等处的皮肤、黏膜；其次，无法突破成熟上皮细胞防御的 HPV 必须要找到上皮层破损导致的缺口；最后，进入基底细胞开始繁衍生息的 HPV 还需要躲过人体免疫系统的搜捕和围剿。

所以，更多的 HPV 接触机会、表皮出现损伤、机体免疫力下降，成为了 HPV 感染的 3 个关键环节，也是 HPV 感染高风险人群的共同特征。

（1）性活跃人群：HPV 主要通过性传播，大约有一半的年轻女性在开始性行为后的 3 年内就会感染 HPV。其中，性伴侣多、性生活频繁、无保护性交及高危性行为多的人，因为更多的 HPV 接触机会，往往更易感染 HPV。

（2）初次性交年龄低的女性：15～16 岁有初始性行为者发生 HPV 感染的风险是 ≥ 21 岁者的 2.55 倍。

（3）多孕多产、长期口服避孕药的女性：雌激素等激素水平发生变化，可降低生殖道对 HPV 的抵抗力，从而增加 HPV 的感染风险。

（4）免疫功能低下者：罹患恶性肿瘤、艾滋病、免疫系统疾病、使用免疫抑制药物者，因机体免疫力下降，对 HPV 的抵抗和清除能力减弱，HPV 感染率成倍增加。

（5）患性病者：其他的病原体感染本身往往与高危性行为有关，同时亦可降低生殖道局部的抵抗力，使 HPV 感染的风险上升。

（6）不良生活习惯和卫生状况：不良卫生状况如共用盥洗器具、不良的性卫生习惯，均会增加 HPV 感染的可能性。

HPV 的感染风险与年龄本身无关，但却随年龄的增长呈现出有趣的"双峰现象"：第一个 HPV 感染高峰在 20 岁左右，这与年轻女性性活跃有关；第二个感染高峰出现在 40～45 岁，此高峰主要是由于年龄增大、机体免疫力降低所致。

（张 珩）

15. 男性会感染 HPV 吗？如何感染 HPV？哪些男性容易感染 HPV？

答案是肯定的。在 HPV 面前，不论男女，人人平等。

HPV 挑剔且专情，世上细胞千千万，它就只热衷于对人类的皮肤、黏膜上皮细胞下手。而感染上皮细胞的时候，HPV 可不会去分辨这细胞的主人是男性还是女性。

感染的开始，源自 HPV 颗粒与基底细胞的邂逅。基底细胞位于皮肤、黏膜的下层，是尚处于孩提时代的上皮细胞。HPV 没能力欺负成熟的上皮细胞，只能专挑青春懵懂的基底细胞迫害。正常情况下，脆弱的基底细胞处于成熟上皮细胞的重重保护之中，居心叵测的 HPV 往往对此束手无策。

但是当种种原因导致上皮细胞损伤时，基底细胞便失去了庇护，赤裸裸地暴露在 HPV 面前，感染由此而启动。

由此可见，HPV 的感染至少需要满足 2 个条件：①皮肤、黏膜接触有感染性的 HPV 颗粒；②出现皮肤、黏膜的破损（甚至可以轻微到肉眼不可见）。

所以，无论性别，均有 3 种 HPV 的传播途径——性传播、母婴传播、接触传播；究其本质，都是"接触病毒＋表皮破损"的惯用套路。HPV 主要定植于生殖器黏膜上皮细胞，性交的过程中往往伴随着性器官的密切接触，而同时生殖器的摩擦会造成许多上皮层的轻微破损。因此，性传播是 HPV 感染的主要途径。

但另一方面，由于生理结构的差异，男性感染 HPV 以后，除少数低危型可引发生殖器疣（一种常见性病）外，基本上都可以通过自身免疫力清除而不进展为疾病，高危型引发癌症的更是少之又少。因此，男性往往感染 HPV 而不自知，不知不觉中成为 HPV 的携带者和传播者。

在 HPV 感染的高危人群方面，男性和女性是一致的：

其一是性活跃的人群。性行为本身就是 HPV 的主要传播方式，性伴侣及无保护性交越多，感染 HPV 的可能性就越大；同时，感染其他生殖道病原体也使得生殖道对

HPV 的抵抗力减弱。

其二是免疫力降低的人群。因侵入机体的 HPV 主要靠自身免疫清除，所以机体免疫力降低时，HPV 感染的风险将大大升高。罹患恶性肿瘤、免疫系统疾病以及使用免疫抑制药物的人群常常受到 HPV 的重点照顾；而有抽烟、酗酒、作息不规律等不良生活习惯的人，因为机体抵抗力较常人更弱，也成为 HPV 袭击的主要目标。

（张　珩）

16. 男性感染 HPV 会导致癌症吗？可能性有多大？

男性不会有罹患宫颈癌的风险，那么是否意味着男性面对 HPV 感染便可高枕无忧了呢？

答案是否定的。如果你认为 HPV 仅仅只能导致宫颈癌，那着实是太小瞧它了。实际上，除宫颈以外，口咽、阴茎、肛门等各处的上皮细胞皆可因 HPV 的持续感染发生恶变。这就意味着除宫颈癌以外，肛门癌、阴茎癌、外阴癌、阴道癌、口咽癌、口腔癌及喉癌的发生、发展也都与 HPV 感染有着或多或少的联系。

研究显示，全球每年有 6 万例以上男性癌症新发病例与高危型 HPV 感染有关；约 90% 的肛门癌及 50% 阴茎癌源自 HPV 的持续感染。HPV 对口咽部肿瘤的发病贡献较少，但全球每年仍有 3.8 万人因 HPV 患病。

总的来说，与 HPV 较高的感染率相比，男性 HPV 相关肿瘤并不算常见，但仍有一些高危因素，可以增大发病风险：比如男同性恋及肛交者，因增加了 HPV 的接触机会而使肛门癌的发病风险增加；而免疫力降低（如艾滋病、大量抽烟等）也使 HPV 感染更易发展为癌。

（张　珩）

17. HPV 感染会引起哪些病变？

HPV 感染根据致癌性高低，分为低危型和高危型。高危型感染（HPV16 型、HPV18 型、HPV31 型、HPV33 型、HPV45 型、HPV52 型、HPV58 型等）主要引起外生殖器癌、宫颈癌和高级别宫颈上皮内瘤变。致癌性高危 HPV 的持续感染与宫颈癌的发生密切相关。HPV 感染还可能与肛门、口咽部、外阴和阴道以及阴茎部位的鳞癌相关。据估计，高达 90% 的肛门癌由 HPV16 型和 HPV18 型导致，40% 的外阴癌（主要见于年龄较大的女性）则与 HPV16 型相关。不过，这些癌症的发病率远低于宫颈癌（据估算，全球肛门癌的发病率约为 1/10 万，每年约发生

27 000 例）。

低危型感染（HPV6 型、HPV11 型、HPV30 型、HPV39 型等）主要引起肛门皮肤及男性外生殖器、女性大小阴唇、尿道口、阴道下段的外生性疣类病变。某些巨大的肛门和生殖器疣（巨大型尖锐湿疣）可能进展为恶性肿瘤，但这样的案例十分罕见。HPV6 型和 HPV11 型也会导致一种罕见的疾病——复发性呼吸道乳头状瘤病，主要见于 5 岁以下的幼儿或 20 多岁的成年人。患者的喉部或呼吸道其他部位可形成疣，如不治疗，可因气道阻塞而致呼吸衰竭（图 1-1-2）。

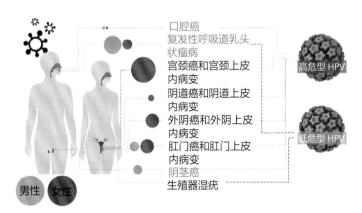

图 1-1-2　HPV 所致相关癌症和疾病

（罗　丹）

25

宫颈癌与 HPV 疫苗

18. HPV 感染有症状吗？尖锐湿疣的症状是什么？

HPV 感染分为潜伏感染、亚临床感染及临床感染。潜伏感染和亚临床感染仅表现为 HPV 检测呈阳性及细胞学检查结果异常，而临床感染除 HPV 与细胞学检查阳性以外，还伴有相应的临床症状。

高危型 HPV 持续感染引起的最常见疾病是下生殖道和肛周的上皮内瘤变，包括低级别和高级别瘤变。生殖道上皮内病瘤变或早期生殖道恶性肿瘤一般无症状。部分患者可有类似慢性宫颈炎的非特异性症状，如分泌物增多，伴或不伴异味，接触性出血或分泌物夹杂有血丝。这些症状多发生于性生活或妇科检查后。随着病变发展直至恶性肿瘤中晚期，可出现阴道出血、阴道排液、相应压迫症状如尿频、便秘、下肢肿胀、输尿管梗阻、肾盂积水和尿毒症，晚期可有贫血、恶病质等全身衰竭症状。

低危型 HPV 持续感染会引起生殖道上皮低级别瘤变、生殖器疣的发生。下生殖道上皮内瘤变通常无明显症状或体征，仅表现为细胞学检查异常。生殖器和肛周为尖锐湿疣的好发部位，男性多见于包皮、系带、冠状沟、龟头、尿道口、阴茎体、肛周、直肠内和阴囊，女性多见于大小阴唇、后联合、前庭、阴蒂、宫颈和肛周；偶可见于阴部及肛周以外的部位，如腋窝、脐窝、口腔、乳房和趾间等。损害初起为细小淡红色丘疹，以后逐渐增大、增多，单个或群集分布，湿润柔软，表面凹凸不平，呈乳头样、鸡冠状或菜花样突起，红色或污灰色。根部常有蒂，且易发生糜烂、渗液，触之易出血。皮损裂缝间常有脓性分泌物淤积，致有恶臭，且可因搔抓而引起继发感染。本病常无自觉症状，部分患者可出现异物感、痛、痒感或性交痛。直肠内尖锐湿疣可发生疼痛、便血、里急后重感等。

（罗　丹）

19. 因 HPV 引起的肿瘤患者有多少？

高危型 HPV 感染与全球约 4.5% 的癌症新发病例相关（约 63 万例），其中女性占 57 万例，男性为 6 万例。世界不同地区由于 HPV 感染所致癌症的比例相差很大，在澳大利亚 / 新西兰和美国约 < 3% 的女性癌症归因于 HPV 感染，而在印度和撒哈拉以南非洲地区超过 30% 的女性癌症归因于 HPV 感染。据统计，截至 2016 年，全球 HPV 导致的肿瘤占感染性肿瘤的 30%（220 万例）。据世界卫生组织国际癌症研究机构（International Agency for Research on Cancer，IARC）发布的 GLOBOCAN 2018 报

告估计，2018 年全球约有 57 万病例和 31.1 万人死亡。其中发展中国家发病例数达 444 546 例，死亡例数达 230 158 例，5 年发病例数达 1 258 194 例。与未感染 HPV 的女性相比，感染 HPV16 型和感染 HPV18 型后，患宫颈鳞状细胞癌的风险分别要高出约 400 倍和 250 倍。全球每年约 63 万例新发癌症由 HPV 感染所致，由 HPV 感染导致的癌症中，宫颈癌所占比例最高（约 83%），此外还有肛门癌、阴茎癌、外阴癌、阴道癌、口咽癌、口腔癌及喉癌等。由此可见，宫颈发病常见，尤其是在发展中国家。

（罗　丹）

20. HPV 转阴后还会再感染 HPV 吗？

HPV 转阴之后自身还是会存在感染的可能。HPV 有上百种类型，人体可能同时感染其中的几种类型，转阴后，如果存在高危因素，还是有可能再次感染相同类型的 HPV 或者是其他类型的 HPV。研究表明，普通女性人群在有过性生活后，80% 以上会出现一过性 HPV 感染，而其中 90% 可自然消退。研究发现，女性阴道微环境与 HPV 感染有一定关系。在细菌性阴道病患者中，乳酸杆菌比例降低、其他细菌比例的增高可破坏阴道内微环境，从而增加 HPV 的易感性。所以，女性应关注个人卫生，避免会阴部长期潮湿、不清洁。另外，不洁性生活、女性本身的免疫力低下也是 HPV 再感染的高危因素。性接触是感染 HPV 的主要传染途径，HPV 感染者是主要传染源。女性本身的免疫力低下时可有非性接触传染，即接触 HPV 患者的分泌物，如沾有分泌物的毛巾、脚布、脚盆、衣被或被污染的用具等。

（罗　丹）

第二章

HPV 哪里逃——HPV 的检测

21. 为什么要做 HPV 检测?

宫颈癌是妇女最常见的恶性肿瘤之一,其发病率仅次于乳腺癌,在女性生殖系统恶性肿瘤中位居第二。近年来宫颈癌发病率有所上升,且趋于年轻化。每年全球死于宫颈癌的妇女有 20 万人,中国占 10% 左右。HPV 感染是导致宫颈癌的高危因素,严重影响女性身心健康及生殖结局。研究表明,宫颈癌与 HPV 持续感染密切相关。90%以上的宫颈癌是由 HPV 引起的,其中 70% 左右与 HPV16型、HPV18 型相关。HPV 是人类肿瘤发病中唯一可以完全确认的致癌病毒。目前研究支持"预防 HPV 感染就可以预防绝大部分宫颈癌"这一观点。如果能在 HPV 感染导致宫颈癌前病变,甚至 HPV 感染之前对可能的 HPV 感染进行预测,同时对 HPV 感染的高危人群进行及早的干预,对于宫颈癌的早期预防有着十分重要的意义。

妇女感染 HPV 的终身累积概率约 80%。HPV 感染后机体未能自我清除病毒,造成 HPV 持续感染,有可能会发展为宫颈癌。宫颈癌的发展是一个长期的过程，从 HPV 感染到发生宫颈癌，需 8～10 年甚至更长时间。在这期间，若能早期发现 HPV 感染，及早诊断和正确治疗，就能阻止癌变的发生、发展。同时，宫颈上皮内瘤变的治疗效果远远好于宫颈癌的治疗效果。我国著名妇产科专家郎景和院士说过，宫颈癌是常见 HPV 感染发生的偶然事件，却具有必然性。因此，及早筛查、及早治疗是预防宫颈癌的有力手段。宫颈癌的筛查包括宫颈细胞学检查及人乳头状瘤病毒（HPV）检测，前者包括巴氏涂片法和液基薄层细胞学检查（thin-prep cytologic test，TCT）等。目前巴氏涂片法已基本被 TCT 取代。一旦宫颈细胞学检查或 HPV 检测发现异常，需要就诊，必要时可进一步实施阴道镜和组织活检，并开展进一步治疗。

（罗　丹）

22. 怎么判断自己是否感染了 HPV？

HPV 分为高危型和低危型两大类。女性感染低危型 HPV 有可能会产生红色的丘疹，这种丘疹会逐渐增多并变大，慢慢隆起，突出于皮肤表面，形状主要表现为鸡冠状或菜花状，这就是常说的尖锐湿疣。感染高危型 HPV

后可进展为宫颈癌，最常见的症状可能是不正常的阴道出血，例如在两次经期之间、同房时或之后、在绝经后出血，其他症状可能是阴道有难闻的分泌物、盆骨痛楚或小便出血等。

HPV 主要通过性传播，因此 HPV 感染多出现在有性生活的女性身上。感染后症状多不明显，有很长的潜伏期。因此，建议女性朋友定期做 HPV 检测和宫颈细胞学检查，早预防，早发现，早治疗。HPV 检测是继细胞学检查之后，广泛用于临床的另一种宫颈癌筛查技术，并以其高度的敏感性和阴性预测值弥补了细胞学的不足，快速、便捷，可高通量、自动化进行。主要检测方法包括杂交捕获 HPV-DNA、酶切信号放大法、荧光定量聚合酶链反应（polymerase chain reaction，PCR）等。另外，即使出现上述症状也并不代表一定感染了 HPV，有可能是其他妇科疾病，应尽快前往医院就诊。

（罗　丹）

23. 女性 HPV 感染，配偶需要检查吗？男性如何检测 HPV 感染？

对于女性 HPV 感染，配偶是否需要检查的问题尚存在争议，主流观念认为不需要检查。女性 HPV 阳性者，其配偶 HPV 阳性率约为 16%。另外，HPV 具有嗜黏膜性，特异性依附于子宫颈黏膜，而且 HPV 导致男性发生阴茎癌等恶性肿瘤的可能性极低。再者，男性生殖器周围取样比较难，目前缺乏有效的取样依据和标准，从卫生经济学角度来讲也不划算，因此不建议无症状情况下常规检测 HPV 或者相关疾病。同时有文献表明，男性 HPV 感染不算是一种疾病，大部分感染可被人体自身免疫力清除，一般不会引起任何症状，也极少发生癌变。男性不做 HPV 检测，目前认为不会对男性产生很大影响。虽然一些机构可以为肛门癌高风险（HIV 患者或者肛交者）的男性提供肛门细胞学检查。

如果男性确实有症状，担心癌症的可能，可以到相应医疗机构检查。目前，男性检测 HPV 的方法与女性相似，医师用小刷子把龟头包皮黏膜的细胞刷下来，然后实验室送检就可以知道是否存在 HPV。

（罗　丹）

24. HPV 感染可以自查吗？

高危型人乳头瘤病毒（human papillomavirus，HPV）

感染可以自查，即通过女性受检者自己经阴道取样获取的阴道宫颈脱落细胞（自取样标本）进行 HPV 检测来完成筛查。受检者自取样筛查具有简便易行、筛查效率高的优点。自取样不受地点、时间的影响，不用专门到体检中心去筛查，在提高筛查覆盖率方面具有巨大的潜力。可帮助生活节奏快、无暇顾及自身体检，以及没有时间到医院挂号排队的城市职业女性大大地节约时间，并避免了接受妇科检查的不适。妇女可向附近的医疗机构（或体检中心）获取自取样方法、自取样器及邮寄方式。获取筛查结果后，筛查阳性者应根据指导到医院进一步完成诊断与治疗。

HPV 检测作为筛查方法，已经成为宫颈癌筛查的主要方法之一。是否可以通过女性受检者自查进行 HPV 检测来完成筛查，一直是人们关注的问题。中美学者共同进行了多年关于自取样方法的研究，包括改进经阴道取样器，尝试采用多种 HPV 检测方法。最终发现，采用基于 PCR 的 HPV 检测技术后，比较女性自取样和医师取样检测结果，检出宫颈上皮内瘤变（cervical intraepithelial neoplasia，CIN）Ⅱ级及以上级别病变的敏感性相同。同时，推荐使用固体形式的样本储存，方便携带和邮寄，且与液体保存样本检出率无明显差异。

基于 HPV 检测的自取样宫颈癌筛查方法上的突破，尤其是在此基础上成功地探索了自取样创新筛查模式，开创了宫颈癌防治史上前所未有的新局面，这一成就被美国克里夫兰医学中心评为 2017 年影响人类未来的 10 大医学创新成果。虽然宫颈癌筛查技术早已成熟，但在我国如何实现更高的覆盖率，特别是如何提高边远经济不发达地区筛查覆盖率依然是未能解决的问题。自取样筛查将有效地解决宫颈癌筛查覆盖率的难题，结合 HPV 疫苗的使用和早诊早治等综合措施，有望预防以致最终减少或消除宫颈癌。

（陈妹宁）

25. 什么年龄开始检查 HPV 感染为好？

想知道什么年龄开始检查 HPV 合适，首先要了解 HPV 感染的高峰期。HPV 主要通过性生活传播，年轻的性活跃女性子宫颈部位 HPV 感染率最高，感染高峰年龄为 20 ~ 25 岁。虽然年轻女性的 HPV 感染及其可能引起的子宫颈低级别上皮内瘤变的概率很高，但绝大多数都会在短期内自动消失，即表现为"一过性"感染。这是因为年轻人抵抗力较强，可通过自身抵抗来消灭 HPV。此时我们不主张筛查 HPV，意义不大且容易引起恐慌。我国女性的第二个 HPV 感染高峰出现在 40～45 岁。大年龄段女性免疫功能随年龄增加而下降，对新发和既往感染的清除能力下降，更容易发生持续感染。因此，我们推荐 30 岁以后开始进行高危型 HPV 检测，此时 HPV 感染更可能是"持续性"感染，发展成子宫颈病变或宫颈癌的概率增加，须引起妇女们重视。若 HPV 筛查结果为阴性，则每 3～5 年重复筛查。若 HPV 筛查结果为阳性，则应进行细胞学检查。结合细胞学检查的结果，在医师指导下行进一步阴道镜检查或定期随访复查。> 65 岁的女性，若过去 10 年筛查结果阴性（连续 3 次细胞学检测阴性或 2 次宫颈细胞学和 HPV 联合筛查阴性），无宫颈上皮内瘤变病史，则可终止筛查。

（陈姝宁）

26. 感染了 HPV 多久可以查出来？

HPV 的感染分为潜伏感染期、亚临床感染期、临床症状期。潜伏期一般为 3 周至 8 个月，平均为 3 个月左右。一般情况下，HPV 在感染后 3 个月可以检测出来。所以，有过高危性行为或不洁性生活后，立即做 HPV 检测是没有意义的。但 HPV 感染的潜伏期时间长短因人而异，感染后多长时间能检测出来也有不同，不能一概而论。

（陈姝宁）

27. HPV 检测时如何取标本？抽血化验能检测 HPV 吗？

HPV 检测时间以月经干净后 3～4 天最佳。检测时，女性卧于妇科检查床，取截石位。医师用窥器暴露女性宫颈，在宫颈的柱状上皮细胞区域和鳞状上皮细胞区域的交界区域（鳞柱交接区）的转化区内取样，同时兼顾宫颈阴道部、颈管和其他可疑部位。操作中，医师先轻拭宫颈表面过多黏液，随后将取样器插入宫颈口 1cm 左右，并接触到外宫颈。逆／顺时针旋转 2～3 圈（360° 一圈）后将取样器放入 HPV 标本保存液中，拧紧瓶盖，做好标记。应注意，女性月经期不能取样，妊娠期取样需谨慎。若患严重宫颈炎、阴道炎，应先做抗感染治疗。两次取样应至少间隔 2 个月。

目前 HPV 感染主要通过阴道宫颈细胞学检查以及 HPV-DNA 的检测来发现 HPV 感染、宫颈鳞状上皮内瘤

宫颈癌与 HPV 疫苗

变。HPV 不能连续培养，血液检测无法获得足够的数量而进行鉴定，因此无法发现是否有 HPV 感染以及是哪种类型的 HPV 感染。目前有学者提出，可以通过血清学检测 HPV 抗体 IgG 来判断是否既往有 HPV 感染。但目前争议较多，其临床意义有待进一步深入研究和实践。

（陈姝宁）

28. HPV 检测方法有哪些，各有何优缺点？

HPV 检测主要适用于年龄 > 30 岁的女性，但不适用于男性、年龄 < 20 岁的女性或性病检查。随着分子生物学等技术的进展，对核酸的检测手段和特异性也日益多元化。目前 HPV 核酸检测技术主要包括 DNA 型检测时印迹杂交、原位杂交、聚合酶链反应（polymerase chain reaction，PCR）、杂交捕获技术（hybrid capture，HC）、低密度基因芯片导流杂交技术、酶切信号放大法等。国内临床上较可靠和常用的 HPV 检测方法主要有两种：第二代杂交捕获技术和定性检测。

第二代杂交捕获技术又称为 HC2，采用基因杂交信号扩大仪，放大抗体捕获的信号，检测化学发光信号。它是一种半定性的检测方法，可检测 13 种高危型 HPV 亚型，但不区分具体型别，通常只给出阳性或阴性的结果及病毒拷贝数。该方法可以告知您是否感染了HPV的高危型（低危型通常是不显示的）。此外，还可以检测治疗之后病毒拷贝的变化，以反映HPV感染的程度如何和消退变化。HC2的优点是操作简单，灵敏度高，客观性和重复性均较好；缺点是不能明确具体感染的HPV的类型，对临床的指导意义有限。

定性检测主要是HPV基因分型检测，临床上常见的有：①高危型HPV16/18型DNA检测＋其余12种高危型HPV-DNA检测：这一检测通常显示阳性或阴性结果和拷贝数。与HC2相比，它可以提示感染病毒型别，但不够明确。② A5/A6+A7+A9检测：这是一种对病毒分组检测的方法，其中A5/A6组包括HPV51型、HPV56型、HPV66型，A7组包括HPV18型、HPV39型、HPV45型、HPV59型、HPV68型，A9组包括HPV16型、HPV31型、HPV33型、HPV35型、HPV52型、HPV58型。检测结果可显示哪一组别感染，但不能明确是该组别中哪一型感染。③ HPV23型核酸检测：这一方法可同时检测23种不同的HPV核酸亚型。其结果将告知您是否感染、具体有哪几种高危或低危型HPV感染，对于预测宫颈病变或宫颈癌发生风险有重要作用。通常定性检测较HC2检测价格更高。

这两种方法准确率比较一致，在临床上均广泛应用，可根据医院条件和个人需求进行选择。

（陈姝宁）

29. HPV 检测价格如何？

HPV 检测方式多，价格随检查方法和所选医院不同而存在差异，通常定性检测价格略高于 HC2 检测价格。在北京地区，HPV 定性分型检测一般在 200～300 元。若要进一步进行病毒载量的定量检测，则价格在 300～500 元。以作者单位（首都医科大学附属北京妇产医院）为例，常规采用 HPV 核酸分型检测，一次检测的价格为 220 元人民币。

（陈姝宁）

第三章
防患于未然——HPV 感染的预防

30. 如何在日常生活中预防 HPV 感染?

对于女性来说,要保持健康的生活方式,避免一些高危因素,包括:推迟首次性生活的发生;推迟首次妊娠时间(妊娠时产生的激素可能会增加患宫颈癌的风险);减少妊娠次数;洁身自好,固定性伴侣或减少性伴侣数量;避免与有多性伴的人发生性关系;尽量选用避孕套而不是避孕药来进行避孕;不抽烟;积极参与 HPV 检测等。

对于男性来说,应当有对性伴侣负责的态度,性生活前主动做好手部和生殖器的清洁工作。清洗阴茎时要将包皮彻底翻起,将包皮垢完全清洗干净,然后再洗肛门。应注意使用避孕套,虽然避孕套不能 100% 阻隔 HPV 感染,但可以大幅度降低 HPV 感染率。

除此之外,世界卫生组织(World Health Organization,WHO)指出,预防性 HPV 疫苗是目前预防 HPV 感染最有效的措施。处于适龄年龄的女性及时接种 HPV 疫苗,可以大大降低 HPV 感染率乃至宫颈癌的发生率。

（陈妹宁）

31. 使用避孕套能预防 HPV 感染吗？

避孕套可以降低 HPV 感染或其他性传播疾病的概率，但是 HPV 可以感染避孕套覆盖不到的地区，所以避孕套不能充分预防 HPV 感染。即便没有进行实质性行为，口交也会传播，边缘性爱也会传播。用手抚摸会阴或者使用没有清洁干净的振动棒，都有可能感染 HPV。

因此，性生活中使用避孕套可以减少病毒暴露，但效果不能达到 100%，正确地使用避孕套可以减少 HPV 的感染，还可以加速 HPV 的清除。当 HPV 负荷下降了，自身的免疫系统就能更有效地清除病毒。

（陈妹宁）

32. 包皮环切术可以减少 HPV 感染的发生吗？

性生活是感染高危型 HPV 的最主要途径。男性包皮过长使得垢不能及时清除，进而长期慢性炎症刺激使得阴茎皮肤保护屏障改变，从而使得 HPV 等病毒容易感染并且繁殖。阴茎头、包皮、尿道口均为男性 HPV 易感部位。男性感染后症状多不如女性明显，但病毒容易通过性接触传染给女性，增加女性感染风险。大量研究表明，男性行包皮环切术可以减少 HPV 感染，进而减少其性伴侣 HPV 感染的发生率和持续性，降低 HPV 感染的风险。

（陈姝宁）

33. 推广 HPV 疫苗能使宫颈癌像天花一样绝迹吗？

天花——由天花病毒感染人引起的一种烈性传染病，是最古老且死亡率最高的传染病之一。天花病毒不但传染性极强，而且能存活力也强，曾是萦绕在所有人心头的梦魇。在征服天花的历程中，中国的痘接种法和英国的牛痘接种法，均为消灭天花发挥了作用。直至 1980 年，第 33 届世界卫生大会宣布全球范围内消灭天花，天花再也不是人类史上闻之色变的可怕病毒。既然接种天花疫苗（种痘）可以消除天花，那么现在热议的 HPV 疫苗是否可以同样消除宫颈癌呢？

现在我们预防和处理宫颈癌及其癌前病变的手段越来越丰富，消灭宫颈癌的理想是有可能实现的。2019 年

WHO 总干事 Tedros Adhanom 博士呼吁"全球协作、共同实现在 2030 年消除宫颈癌"。2018 年 3 月 4 日，国际乳头瘤病毒学会组织（International Papilloma Virus Society，IPVS）发布《致力消除宫颈癌》全球行动声明。

虽然权威机构指出，接种 HPV 疫苗是最有效的宫颈癌一级预防措施，但是我们要明白，单靠接种 HPV 疫苗就消除宫颈癌还是不现实的。因为 HPV 与天花病毒非常不同的一点就是 HPV 有上百种亚型，即使目前 HPV 覆盖类型最广的九价疫苗也只能针对 9 种 HPV 类型进行预防。所以，如果过于依赖 HPV 疫苗而不重视筛查，就有可能感染其他相对少见的 HPV 类型，继而可能发生为宫颈癌。

要实现"2030 年全球消除宫颈癌"的目标，WHO 指出国家应达到以下防控标准：15 岁以下的女孩接种 HPV 疫苗的覆盖率达到 90% 以上，35～45 岁成年女性接受有效的宫颈癌筛查的覆盖率要达到 70% 以上，筛查之后有病变的妇女至少 90% 以上需要做合理治疗和合理管理。

我国在宫颈癌的防治中面临的主要挑战是人口基数大，不同地区经济、卫生水平发展不平衡。目前，我国适龄妇女中仅 30% 的人群接受了筛查，而在已引进的 700 万支进口疫苗中，不足 1% 的接种人群为 9～14 岁的女童。由此可见，我国宫颈癌防治工作任重而道远。

2019 年底，我国国家药品监督管理局批准首个国产二价人乳头瘤病毒疫苗（大肠埃希菌，商品名：馨可宁）的上市注册申请。希望我国自主研发的二价 HPV 疫苗的上市，能揭开国内宫颈癌防控的新篇章，向消除宫颈癌的伟大目标迈进。

（金碧霞）

34. HPV 转阴后怎么预防再次感染?

如果感染了 HPV 后一段时间发现 HPV 转阴了，那么恭喜您，您的免疫力战胜了病毒。其实，HPV 是否会再次感染，跟人体的免疫力有很大的关系，当人体免疫力足够强大时，就不会被 HPV 感染，但如果免疫力下降，HPV 就会不请自来。所以，想预防再次感染 HPV，最重要的还是提高人体免疫力!

因为对于 HPV 而言，目前是没有什么药直接治疗的，只能提高自身免疫的杀伤力将其干掉。就好比我们常见的感冒病毒一样，其实也是没有直接药物消灭掉的，我们平常吃的感冒药也只是针对感冒引起的症状，并不能将病毒直接消灭；而感冒能痊愈，靠的也是免疫系统合成相关的抗体才能清除病毒。

转阴之后，该如何预防复发：

（1）洁身自好：有良好的性保护和性健康意识，对于贴身衣物要及时高温消毒，从外部断绝 HPV 进入人体的可能性。

（2）疫苗接种：宫颈癌疫苗虽然在没有感染 HPV 之前接种能达到最好的效果，但是感染后使 HPV 转阴再接种仍然有相当的保护作用。

（3）饮食护理：多吃猪肉、猪腰子、蘑菇、大豆、西蓝花、大蒜、胡萝卜等富含维生素、胡萝卜素、硒元素的食物，能够增强人体免疫力。

（4）改善作息习惯：医学研究证明，睡眠能提高机体的免疫功能，增强抗病能力，有利于疾病好转、康复。所以每天要早睡早起，保持充足的睡眠。其他导致免疫力降低的因素也要相应控制，如改变吸烟或喝酒习惯，避免过度劳累或其他免疫缺陷病的发生。

（5）定期做 HPV 检测：一旦发现 HPV 感染，尽快将其从体内赶走，尤其是 HPV16 型和 HPV18 型感染，要及时做阴道镜排查。及早发现感染病毒病灶的任何对身体破坏的蛛丝马迹，越早发现，越易消除。

（金碧霞）

第四章

治病亦治毒——HPV 的清除与治疗

35. 什么是 HPV 一过性感染？为什么说大多数 HPV 感染是一过性感染？

HPV 存在于自然界之中，除了性接触传播外，直接接触如公共卫生间、浴缸等均可能导致 HPV 感染。很多女性在一生之中都有过 HPV 的感染，但并不是所有的 HPV 感染都导致了宫颈病变或宫颈癌。如果机体抵抗力顽强，感染 HPV 以后，随着时间推移也可能通过自身的免疫抵抗力自行清除感染，我们称为 HPV 的一过性感染。绝大多数 HPV 感染表现为无症状的一过性感染，研究显示 90% 的 HPV 感染是一过性的，HPV 会在 1~2 年内自行转为阴性。如果持续感染，则有可能进展为上皮内瘤变，包括 CIN Ⅰ~Ⅲ。不同人群 HPV 的自然转阴率有所不同，一般认为 HPV 感染的自然转阴率与年龄、生活习惯等相关。在年龄 < 30 岁的妇女中，1~2 年内约 90% 的患者会自然转阴；而在 ≥ 30 岁的妇女中，约 80% 的 HPV 感染是一过性感染。当年轻妇女无法清除 HPV 时，

进入持续感染阶段，持续感染状态的妇女随着年龄增大而比例增加，这也是对年龄较大或性生活年数较长的妇女进行 HPV 检测更有意义的原因。因此，良好的生活习惯，如早睡早起、不熬夜，尽可能多地摄入维生素、微量元素等行为，可通过增强自身免疫力，促进机体对 HPV 的清除；也要注意保持阴部清洁，杜绝不洁的性生活等。此外，可以导致人宫颈及其他部位病变的 HPV 分型有几十种，在 HPV 转阴后仍要定期随访检查，以防不同类型的 HPV 感染被忽略。

（邓波儿）

36. 什么是 HPV 清除？HPV 感染后能自然消退吗？

HPV 清除的定义为在发现 HPV 感染后的持续 2 次、间隔 6 个月检测 HPV，至少连续 2 次阴性者。随着感染 HPV 后时间推移，人体的免疫力有一定程度能使 HPV 感染清除，即"杀死"病毒，使 HPV 清除。上述表明，宿主防御机制在抵抗病毒感染过程中发挥了重要作用。自然感染后，70% ~ 80% 的妇女会发生血清中和抗体阳性转变，但是产生的抗体增长缓慢，在 8 ~ 12 个月，且对病毒的亲和力和效用不高，保护力并不强。因此，HPV 清除多在 1 ~ 2 年内发生。在人体免疫系统与 HPV 博弈的过程中，大部分人可以获得胜利，即将 HPV 清除。研究发现，机体清除 HPV 感染的能力和年龄有关。年轻的性活跃女性由于暴露因素较多，子宫颈部位 HPV 感染率最高，感染高峰在 20 岁左右，但是抵抗力也相对好，绝大多数都会在短期内自动消失。当然还会反复感染，也可同时感染几种不同型别 HPV。随年龄增长，HPV 感染消除率明显下降。在年龄 < 30 岁的妇女中，2 年内将 HPV 自行清除的概率为 90%；而在 ≥ 30 岁妇女中，这个概率为 80%。数据显示，40 ~ 45 岁的女性也存在感染高峰，这与大年龄段女性免疫功能随年龄增加而下降，对新发和既往感染的清除能力下降，从而更容易发生持续感染有关。另外，可能与其自身或配偶与新的性伴侣接触而发生感染有关。这也是对年龄较大或性生活年数较长的妇女进行 HPV 检测更有意义的原因所在。

所以，感染了 HPV 不用过度焦虑。虽然长期感染 HPV 是宫颈癌发病的高危人群，但只有 10% 左右的人会出现持续感染的现象，且并非出现 HPV 持续感染就一定会得宫颈癌。从感染 HPV 到宫颈癌发病要经过很长时间，如果长时间处于焦虑状态，反而对自己的免疫力会带来一定的影响。我们要相信自己的身体，感染 HPV 之后，积极加强锻炼，提高自身免疫能力；另外，要按照医嘱认真进行筛查和随访，及时发现宫颈癌和癌前病变。即使发现癌前病变，通过手术和医疗操作也可实现治愈，不必过于担心。

（邓波儿）

37. 什么是 HPV 持续感染？哪些因素可导致持续 HPV 感染，有何危害？

一般认为，当患者的免疫力不足以清除 HPV 的时候，HPV 会长期潜伏在体内，导致持续 HPV 感染。其具体定义为连续 2 次、间隔 6 个月以上检测到同一种类型的 HPV。此时如果改变不良的生活习惯，增强机体抵抗力，HPV 依然能够自然转阴。也有学者认为，如果机体的免疫力并未能清除 HPV，导致同一类型的 HPV 在体内持续存在 2 年以上，我们就称为"HPV 持续性感染"。

导致 HPV 持续感染的因素主要包括两大类：一是生物学因素，主要包括合并细菌、病毒和衣原体等各种微生物的感染，如 HIV、沙眼衣原体和奈瑟菌等；二是行为危险因素，主要包括性生活过早、多性伴、多孕多产、吸烟、长期口服避孕药而不用避孕套、营养不良以及保健意识缺乏，不愿意主动接受宫颈癌筛查等。

HPV 持续性感染导致宫颈病变、宫颈癌的过程主要包括：①持续性的感染达到 6 ～ 18 个月时，尤其高危性的 HPV 感染存在时，就有可能发生宫颈上皮内瘤变（cervical intraepithelial neoplasia，CIN）；②低级别 CIN 进一步发展成高级别 CIN；③异型细胞突破上皮基底膜时就演变为浸润癌，也就是真正意义上的宫颈癌。所以，从感染 HPV 到发展为宫颈癌，整个过程是一个缓慢渐变的过程，大概需要 10 年时间。在这么漫长的时间里，我们有足够的时间发现宫颈癌前病变（CIN），及时阻止其继续进展。在此期间，规律的体检并进行相关检查无疑是最好的发现 HPV 感染及宫颈病变的方法。

持续 HPV 感染或混合 HPV 感染需要严密观察。绝大多数 HPV 感染都是一过性的，进展风险较小，仅有小部分感染会持续存在。如果初始感染 1 年和 2 年后，感染仍然持续存在，强烈预示发生 CIN Ⅲ 或癌症的潜在风险增加。此时应关注宫颈细胞学检查结果，必要时行阴道镜检查。持续 HPV 感染说明 HPV-DNA 可能已经整合到人体细胞 DNA 上，依靠机体的免疫力已经很难清除。混合 HPV 感染也说明多个病毒的存在降低了机体清除病毒的能力，需要积极的处理。具体方法请参考

"39. HPV 感染如何治疗？"

（邓波儿）

38. 有什么办法能加速清除 HPV 吗？

门诊患者经常询问医师，有什么途径或方法加速 HPV 转阴，比如药物或保健品如蛋白粉等。但在这里要说的是，第一，药物对于清除 HPV 感染大多数不可靠。HPV 属于病毒的一种，如流感病毒导致的感冒一样并没有很有效的药物，而临床上我们使用的抗生素等多针对细菌、真菌等其他病原微生物。此外，由于 HPV 感染主要是以局部为主的感染，目前大量研究注重于提高宫颈、阴道局部免疫力以尽早清除 HPV。临床上试用的药物有干扰素或中药阴道栓剂，在一部分的研究中显示可能有用，可以提高 HPV 转阴率，但是效果还需要进一步证实。第二，要严防相互传染、重新感染。HPV 主要通过性生活的接触进行传播，有些女性还没到复查时间，HPV 就转阴了，但是由于性生活不注意，可能和性伙伴之间发生互相传染，又重新感染上 HPV。所以防止重新感染，得做好这几点：从现在开始尽量保持唯一性伴侣，并要求对方也做到这一点；性生活全程戴避孕套，可以阻断大部分的 HPV 传染；戒烟

（重点提醒）；及时治疗生殖道炎症。最后要提醒大家，靠天靠地不如靠自己，对于单纯 HPV 感染，是不需要治疗的（关键靠人体免疫力清除，充足睡眠，锻炼身体，增强体魄）。国内也有部分研究认为，保妇康栓和干扰素栓对病毒清除有一定辅助作用，其有效性仍有待进一步证实。HPV6 型、HPV11 型等感染引起的生殖器疣体属性传播疾病范畴，是需要治疗的，这里不再过多阐述。医师通常会建议年轻的、刚刚发现 HPV 感染或 CIN Ⅰ（宫颈上皮内瘤变Ⅰ级）的患者可以随诊而不需要任何特殊治疗，通过自身免疫力清除病毒就可以。那么，患者应如何理解及在生活中要做些什么才能提高免疫力呢？

　　人体的免疫力是人体自身的防御机制，是人体识别和消灭任何外来侵入异物（病毒、细菌等）的能力，是处理衰老、损伤死亡、变性的自身细胞以及识别和处理体内突变细胞和病毒感染细胞的能力。影响机体免疫力的因素可以是多方面的，如经常熬夜、饮食不规律等均会严重损伤机体的免疫力。特别是现代人热衷于都市生活，忙于事业，身体锻炼时间越来越少，机体自我抗病的能力越来越差，而加强自我体育运动可以提高人体对疾病的抵抗能力。适度劳逸是健康之母，人体生物钟正常运动是健康的保证，每天保证 7 ~ 8 小时睡眠，代谢水平将上升，能迅速恢复并提高免疫力。均衡饮食，避免暴饮暴食，多食水果、蔬菜，多补充维生素有利于健康。另外，保持一个好的心态。积极的态度会提高一氧化氮的水平，让神经递质得到平衡，免疫力得到改进；不好的心态会给身体带来不好的负面影响。具体提高免疫力的方法：每周 4～5 天、每次半小时以上的中等量运动；不熬夜（早在 2007 年，世界卫生组织就把熬夜列入致癌因素中）；戒烟、酒；适当多吃蔬菜、水果；保持心情舒畅。

（邓波儿）

39. HPV 感染如何治疗？

随着大家对 HPV 和宫颈癌关系的认识，已经有越来越多的医院开展了 HPV 和宫颈细胞学的联合筛查，其中更为重要的是要进行宫颈细胞学的筛查。它是了解宫颈是否已经发生了宫颈癌和癌前病变的一种技术，可以了解有无宫颈病变以及指导进一步处理决策。若是仅仅有 HPV 阳性，但宫颈细胞学正常，可以继续观察；但是如果 HPV16 型和 HPV18 型阳性，建议直接进行阴道镜的检查。对于 HPV 阳性，宫颈细胞学异常 [程度超过无明确诊断意义的非典型鳞状细胞（atypical squamous cells of undetermined significance，ASC-US）]，则需要考虑进一步进行阴道镜的检查，了解有无癌前病变的存在。

HPV 感染目前尚无明确有效的治疗方法。通常而言，组织学确诊的宫颈上皮内低级别病变（low-grade squamous intraepithelial lesion，LSIL）可以随诊观察，而宫颈上皮内高级别病变（high-grade squamous intraepithelial lesion，HSIL）和原位腺癌需要进行治疗（妊娠期除外）。目前临床上可试用的治疗方式有：①物理治疗：目的去除肉眼可见的瘤体和亚临床感染，方法包括激光、微波、冷冻、电灼、手术切除 [宫颈环状电切术（loop electrosurgical excision procedure，LEEP）、宫颈冷刀锥切术（cold knife conization，CKC）等]；②药物治疗：0.5% 足叶草脂毒素酊，5% 咪喹莫特，50% 三氯醋酸、氟尿嘧啶软膏等；③免疫疗法：在于减少复发和加快清除病灶，药物有干扰素、白介素、胸腺肽、转移因子、卡介苗、异维 A 酸、自体疫苗等。但除手术之外，目前尚无有效针对 HPV 感染的治疗措施，因此并不推荐对 HPV 携带状态进行治疗，且没有很好的研究证据支持药物治疗 HPV。药物应用效果目前尚未得到肯定，需要临床大样本的实验进一步证实。

此外，还有部分患者认为，既然 HPV 感染风险那么高，还需要每年定期随访观察，不如直接切除子宫，一劳永逸（无生育需求）。这个想法是不正确的，由于 HPV 感染有自然转阴率，就算对于顽固不转阴的 HPV 感染，如果出现宫颈病变，比如高级别病变，也可以通过宫颈锥切、激光等治疗，在消灭病变的同时，兼有清除 HPV 的作用。如果因为宫颈癌或者癌前病变，最终切除子宫，也保不准有 HPV 引起阴道或外阴病变。所以，如果是单纯 HPV 感染，没有预防性切除子宫的必要。

（邓波儿）

40. 中医如何认识 HPV 感染?

HPV 感染属于现代医学概念，中医古代典籍中并无这种提法，但这并不影响中医去认识它。首先，该病属于中医什么疾病范畴呢? 根据其发病特征和临床症状，中医将 HPV 归属于"邪毒""疫毒""热毒""湿毒"范畴，将 HPV 感染引起的宫颈炎、宫颈癌等病变归属于"带下病""阴痒""五色带""瘕聚"等疾病范畴。其次，该病是怎么发生的呢? 早在清代医书《傅青主女科》提到"夫带下俱是湿症"，对该病的病因病机进行了准确的概括。结合历代医家所述，中医认为本病往往由于早婚、乱交、房事不洁等因素导致患者自身正气先虚，然后复感湿热淫毒之邪，再加七情内伤，以致冲任气血失调，湿热瘀毒蕴结于胞宫子门而为病，属本虚标实之证，以正气亏虚为本，以湿邪、热毒、血瘀为标，其中尤以湿邪为主要病理因素。

（王景尚）

41. 中医如何治疗 HPV 感染?

中医如何治疗该病的呢？历代医家在治疗该病上积累了丰富的经验，强调要辨证施治，标本兼顾。临床研究发现，机体免疫防御、免疫监视功能受损会导致 HPV 持续反复感染，而中医可以通过中药内服外敷、针刺艾灸、推拿理疗等多种手段，起到有效改善宫颈局部免疫微环境，从而阻止 HPV 感染发生的作用。对于已经出现的 HPV 感染患者，多项研究显示，中医药可通过清热解毒利湿、扶正补虚及活血化瘀相互协同的方式，直接清除 HPV 和调动人体免疫力间接清除 HPV。此外，中医提倡"治未病"，同时强调"正气存内，邪不可干，邪之所凑，其气必虚"，所以平时通过中医手段进行及时调理，提升身体正气，可以达到有效预防 HPV 感染的目的。

（王景尚）

第五章
蜕化变质的宫颈上皮——HPV 与宫
颈癌前病变

42. 正常宫颈是什么样子的?

宫颈，也叫子宫颈，上端与子宫体相连，下端深入阴道，通俗地说，就是子宫颈部（图 1-5-1）。

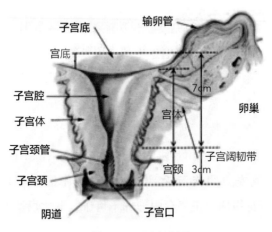

图 1-5-1　子宫解剖图

子宫颈位于子宫下 1/3，由致密的纤维肌肉组织和两种类型的上皮构成。约 3cm 长，2.5cm 宽。子宫颈下端，即宫颈外口，位于阴道内，通过窥器可见。子宫颈的上 2/3 部分，即宫颈的阴道上部，位于阴道上方。下 1/3 位于阴道内，称为宫颈的阴道下部。宫颈管贯穿宫颈中心从连接宫腔宫颈内口直到宫颈外口，窥镜检查时可于宫颈中心部位见到其外口。未产妇的宫颈外口呈小圆形，经产妇的则成宽的、唇样、不规则裂口状（图 1-5-2）。用宫颈管窥器可以看到宫颈阴道上部的下端部分。

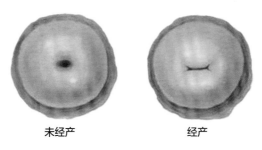

未经产   经产

图 1-5-2　宫颈口示意图

宫颈地处险要位置，就像子宫的脖颈，宫颈表面由很多上皮细胞组成，主要有两种——鳞状上皮细胞（排列方式像鱼鳞）和柱状上皮细胞（排列方式像柱体），前者主要在宫颈外围，后者主要在宫颈管内部。柱状上皮下方存在一种既能分化为鳞状上皮细胞，又能分化为柱状上皮的

宫颈癌与 HPV 疫苗

特殊细胞，它们被称作储备细胞。柱状上皮移位是指当体内雌激素水平上升时，储备细胞更向柱状上皮细胞分化，造成柱状上皮外移的现象。当雌激素水平下降时，储备细胞向鳞状上皮细胞分化，形成化生鳞状细胞，化生鳞状细胞更易受 HPV 感染。

（王苏琳）

43. 何谓宫颈病变?

宫颈病变一般是指在宫颈区域发生的各种病变，包括炎症、损伤、肿瘤（以及癌前病变）、畸形和子宫内膜异位症等。

临床较为常见的宫颈疾病有:

（1）慢性宫颈炎：包含我们较为熟知的宫颈糜烂、宫颈肥大、息肉等类型。其中宫颈糜烂是临床上最常用的术语之一，以前人们常说的"宫颈糜烂"是一种误称（详见"44. 宫颈糜烂是什么? 宫颈糜烂会转变为宫颈癌吗？"）。

（2）宫颈癌前病变：即宫颈上皮内瘤变（cervical intraepithelial neoplasia，CIN），可分为 CIN Ⅰ、CIN Ⅱ、CIN Ⅲ（包括宫颈原位癌），这些病变有可能发展成宫颈癌。

60

（3）宫颈浸润癌：也就是我们所说的宫颈癌，在我们之后的章节中会详细介绍。

因此，宫颈病变并不单单包括宫颈恶性肿瘤及癌前病变，我们不应谈及宫颈病变就过度恐慌，但也应给予重视，这对宫颈癌的预防和早期治疗有着积极意义。

（王苏琳）

44. 宫颈糜烂是什么？宫颈糜烂会转变为宫颈癌吗？

宫颈糜烂是临床上最常用的术语之一，以前人们常说的"宫颈糜烂"是一种误称，简言之，是由于单层的颈管内柱状上皮暴露在宫颈阴道部，因柱状上皮菲薄，其下间质透出呈红色，并非宫颈上发生真正的糜烂，与年龄、体内雌激素水平、月经周期、分娩损伤和一些生理状态有关。国外多年前已经摒弃这一说法，国内妇产科界也正在逐步改变这一观点。

宫颈糜烂是指子宫颈的糜烂样改变，可以是生理性病变（也称生理性柱状上皮移位），也可以是病理性改变。作为慢性宫颈炎的诊断术语，宫颈糜烂已经不恰当了。生理性柱状上皮移位多见于青春期、生育年龄妇女中雌激素

宫颈癌与 HPV 疫苗

分泌旺盛者、口服避孕药或妊娠期。但是，子宫颈的生理性柱状上皮移位、宫颈上皮内瘤变，甚至早起宫颈癌都可以呈现子宫颈糜烂样改变。是否为病理性糜烂，仅靠肉眼无法鉴别，所以需要定期做宫颈细胞学检查或 HPV 检测，以与宫颈癌及癌前病变鉴别。

以前没有 TCT 和 HPV 检测时，我们的前辈发现宫颈糜烂这种情况容易引发宫颈癌。随着科学发展，我们通过 TCT 和 HPV 检测把宫颈糜烂进行分类，当宫颈 TCT 和 HPV 检测都正常时，这种宫颈糜烂多是一个正常的柱状上皮的外移。现在，我们的筛查一定要观察 TCT 和 HPV，如果 TCT 和 HPV 正常，即使宫颈糜烂，也只是柱状上皮外移，是血液循环丰富的表现。希望大家不要关注宫颈糜烂，而须关注 TCT 和 HPV 的结果，不要因此影响工作和生活。

（王苏琳）

45. 宫颈糜烂需要治疗吗？如何区别生理性和病理性宫颈糜烂？

"宫颈糜烂"多是生理现象，不需要特殊治疗，医学课本上已取消了这个医学名词。但如果"宫颈糜烂"合并

HPV 感染，特别是高危 HPV（HR-HPV）感染，就会增加宫颈癌前病变或宫颈癌发生的风险。

生理性"宫颈糜烂"即生理性柱状上皮移位，多见于青春期、生育年龄妇女雌激素分泌旺盛者、口服避孕药或妊娠期。由于雌激素的作用，鳞柱交界部外移，子宫颈局部呈糜烂样改变外观。宫颈上皮内瘤变及早期宫颈癌也可使子宫颈呈糜烂样改变，区别生理性和病理性"宫颈糜烂"需行子宫颈细胞学检查和 / 或 HPV 检测，必要时行阴道镜及活组织检查。

（王苏琳）

46. 什么是宫颈上皮内瘤变（CIN）？宫颈什么地方最容易发生 CIN？

宫颈上皮内瘤变（cervical intraepithelial neoplasia，CIN）可以理解为：子宫颈表皮细胞向肿瘤方向转变。

它可能是从"HPV 感染"向"宫颈癌"发展中的一个阶段。

CIN 是一组与宫颈癌密切相关的癌前病变，它反映了宫颈癌发生、发展的连续病理过程。青春早期和育龄初期，当发生鳞状上皮化生，感染 HPV 可以诱导新转化的细胞发生改变，病毒颗粒会整合到人体细胞 DNA 中。如果病毒持续存在，可能导致癌前病变，而后细胞失去正常的调控发生癌变。

CIN 的好发年龄为 25～35 岁，早于宫颈癌的发病高峰年龄。

CIN 发生的高危因素主要包括：①人乳头瘤病毒（HPV）感染，80%～90% 的 CIN 有 HPV 的感染；②性活跃、性生活过早，即在 16 岁以前已有性生活以及 20 岁以前结婚者，因其下生殖道发育尚未成熟，对致癌因素的刺激比较敏感，一旦感染某些细菌或病毒后，易导致宫颈癌前病变及宫颈癌的发生，多个性伴侣、性生活不洁和活跃也是高危因素；③其他，如吸烟、性传播疾病、经济状况落后、口服避孕药和免疫抑制剂等因素均与之相关。

具有上述危险因素的妇女是宫颈癌及其癌前病变的高危人群，应特别重视，定期进行妇科检查、细胞学检查和/或 HPV 检测。CIN 发生时通常无特殊症状，阴道镜检查是 CIN 诊断的主要方法，最终确诊要依据宫颈组织活检的病理学检查。

CIN 容易发生在宫颈的特定区域，那就是转化区。要理解转化区，首先要说一说子宫颈组织学，也就是宫颈细胞的显微镜下表现。人身体上的细胞并非每个均都相同，子宫颈上皮就有两种类型的细胞：①子宫颈阴道部鳞状上皮；②子宫颈管柱状上皮。鳞状上皮的特点就是比较耐磨，比如皮肤就是由鳞状细胞组成的。单层柱状上皮有分泌功能，子宫颈分泌的黏液就是由他们产生的。

我们还是个胎儿的时候（专指女同胞），原始鳞-柱状交界部是在子宫颈（外）口。青春期的时候，在雌激素的作用下，子宫颈发育增大，原始鳞-柱状交界部就被撑到靠阴道的宫颈外圈去了。之后因为阴道既酸又不安全，所以娇嫩的柱状上皮就往回跑到宫颈口附近，新的生理鳞-柱状交界部就又跑到宫颈口附近了。在原始鳞-柱状交界部和生理鳞-柱状交界部之间，便是最容易发生CIN的转化区（图1-5-3）。

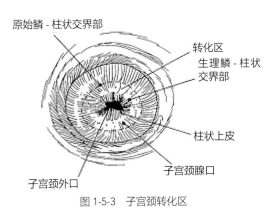

图1-5-3 子宫颈转化区

转化区内未成熟的化生鳞状上皮增生活跃，一旦暴露在 HPV 的持续刺激下，就比较容易发生宫颈癌前病变。为什么转化区最容易发生 CIN？用一个通俗的比喻来形容就是：两个国家领土有争议的地方最是动荡，也就最容易出事。

（王苏琳）

47. 宫颈原位癌是癌吗？

宫颈原位癌是指宫颈不典型增生累及鳞型上皮全层，但未突破基底膜，未侵犯间质，病变局限在鳞型上表皮层内。判断良恶性的标志是转移和侵袭，由于上皮组织中无血管、淋巴管等"管道"，所以原位癌没有道路向其他部位转移，即原位癌不具备转移的条件，现阶段也没有侵袭性，所以宫颈原位癌不是宫颈癌。

宫颈上皮非典型增生和宫颈原位癌都是宫颈浸润癌的癌前病变，它们统称为宫颈上皮内瘤变（cervical intraepithelial neoplasia，CIN）。按其严重程度将 CIN 分为三级，级别越高，进展为宫颈癌的风险越大。宫颈原位癌属于 CIN Ⅲ，进展风险为 45% 左右。如诊断为宫颈原位癌，患者也不必过于紧张，只要进行及时、积极的治疗，是有可能完全缓解的，通常不会危及生命。

（王苏琳）

48. CIN 与 HPV 有何关系？HPV 感染后多久会发展为 CIN？

接近 90% 的 CIN 和 99% 的宫颈鳞癌组织中发现有高危型的 HPV 感染，其中 70% 都与 HPV16 型、HPV18 型有关。

从 HPV 感染到发展为宫颈癌，会经历一段较长的潜伏期，甚至可达 10 年之久，但是对于免疫力低下的患者，这个时间可能会提前。持续感染很重要，它是进一步发展成宫颈癌的前提条件。HPV 感染持续存在 1～2 年可引起轻微病变；发展到癌前病变约需 10 年；癌前病变再发展到浸润癌需 4～5 年。即从 HPV 感染开始至发展为宫颈癌的时间约为 15 年。所以说，只要早诊早治，宫颈癌完全可以预防、早期发现及治愈。

（赵小玲）

49. CIN 如何分级？不同级别 CIN 发展成为宫颈癌的可能性有多大？

宫颈上皮内瘤变由轻到重可分为 CIN Ⅰ（轻度）、CIN Ⅱ（中度）和 CIN Ⅲ（重度及原位癌），即将宫颈上皮层分为三等分，异型细胞（有可能变为癌症的细胞）占据上皮层下 1/3 为 CIN Ⅰ，异型细胞占据上皮层下 1/3 ~ 2/3 为 CIN Ⅱ，异型细胞占据上皮层下 2/3 至全层（不突破基底膜）为 CIN Ⅲ。

对于病理科医师看到的镜下表现来说，"异型"一般体现在：细胞核异常增大，核质比增加，细胞核形态改变，核分裂象增多且可见到病理性核分裂象。

WHO 女性生殖器肿瘤分类（2014 年）建议采用与细胞学分类相同的二级分类法，即低级别鳞状上皮内病变（LSIL）和高级别鳞状上皮内病变（HSIL）。粗略来说，LSIL ≈ CIN Ⅰ，HSIL= 大部分 CIN Ⅱ +CIN Ⅲ。CIN Ⅱ 可用 p16 免疫组化染色进行分流，p16 染色阴性者按 LSIL 进行处理，p16 染色阳性者按 HSIL 进行处理（图 1-5-4）。

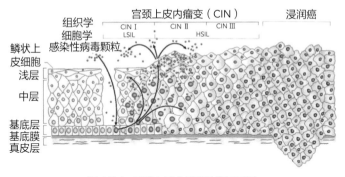

图 1-5-4　子宫上皮内瘤变的发展历程

LSIL，低级别鳞状上皮内病变；HSIL，高级别鳞状上皮内病变。

　　CIN 并不是一定会发展为宫颈癌。事实上，宫颈上皮内瘤变的发生、发展过程是一个缓慢而可变的过程，这一过程可达 10 数年之久。CIN 发生后会有 3 种转归：①自然消退或逆转；②病变稳定，持续不变；③进展（或癌变），其中大部分 CIN Ⅰ 患者病变可自行消退，只有大约 10% 在 2～4 年发展成中、重度不典型增生。CIN Ⅱ 和 CIN Ⅲ 进展的风险则明显增高，年轻女性发展为浸润癌的概率较中老年女性更低。在一些病例中，中、重度不典型增生可能不需要经过轻度不典型增生。

　　CIN Ⅰ 发生、进展及癌变的风险为 10%～15%。CIN Ⅰ 是急性 HPV 感染的一种表现，60% 以上的 CIN Ⅰ 会自然消退，因此 CIN Ⅰ 可仅随访观察，并完善细胞学检查及 HPV 检测。如发现异常，则需进行阴道镜检查及治疗。

CIN Ⅱ发生、进展及癌变的风险为 30% 左右。CIN Ⅱ似乎代表了一个低级别病变和高级别病变共同存在的混合类别，而不是一个特定的中间病变，不易通过组织病理学来区分。为此，美国阴道镜和宫颈病理学会（American Society for Colposcopy and Cervical Pathology，ASCCP）和美国病理学家协会采用了修订后的两级组织学分类（低级别鳞状上皮内病变和高级别鳞状上皮内病变），取消CIN Ⅱ作为一个单独病理类别。

CIN Ⅲ具有发展为宫颈浸润癌的重大风险，一组未经治疗的 CIN Ⅲ队列研究报道，宫颈浸润癌 30 年累计发病率为 30.1%。但病变进展非常缓慢，普查得到的 CIN Ⅲ和宫颈癌的平均发病年龄差异为 10 年，表明癌前状态持续时间非常长。

（赵小玲）

50. CIN 有哪些治疗方法？不同程度的 CIN 应分别采取哪些治疗方法？

正如没有很好的药物治疗 HPV 感染一样，宫颈上皮内瘤变（CIN）也并没有很好的药物治疗。推荐的治疗方法为密切随访（CIN Ⅰ）；物理治疗（CIN Ⅰ、CIN Ⅱ），包括激光、电灼、冷冻等；手术治疗（CIN Ⅱ、CIN Ⅲ），包括宫颈环状电切术（loop electrosurgical excision procedure，LEEP）和各种方式的锥切术，如激光锥切术、电刀锥切术、冷刀锥切术等。阴道镜检查满意的 CIN Ⅱ 可用物理治疗或宫颈锥切术；阴道镜检查不满意的 CIN Ⅱ 和所有的 CIN Ⅲ 通常采用宫颈锥切术，包括宫颈 LEEP 和冷刀锥切术（cold knife conization，CKC）。总之，CIN 的治疗要根据个体情况选择最佳治疗方式。

对于 CIN Ⅰ 患者，约 65% 的 CIN Ⅰ 会自然消退，有随诊条件者可定期检查，密切追随。若在随访过程中病变发展或持续存在 2 年以上，可采用物理治疗（如冷冻、光疗等）。

对于 CIN Ⅱ 患者，发生、进展及癌变的风险为 20% ~ 30%，故几乎所有的 CIN Ⅱ 和 CIN Ⅲ 均应治疗。首选物理治疗，如病灶较广，病变伸入宫颈管者可行手术治疗，如宫颈 LEEP。如合并子宫肌瘤或卵巢囊肿，年龄较大且自愿做全子宫切除者也可考虑。

对于 CIN Ⅲ 患者，首选手术治疗，建议行宫颈 CKC，也可行宫颈 LEEP。

对于妊娠合并 CIN 的患者，因 75% 妊娠期的 CIN 病变在产后半年内消退，故多主张随诊观察。

（赵小玲）

51. 宫颈环状电切术（LEEP）和冷刀锥切术（CKC）有什么区别，各有何优缺点？

（1）历史区别：宫颈 LEEP 应用于临床的历史仅有 30 余年。1981 年国外学者首次报道此术式，后经过术式改进，被用于宫颈病变的诊断性活检及治疗，目前仍广泛用于临床。宫颈 CKC 是诊断及治疗宫颈病变的传统术式，已有百年历史。宫颈 CKC 能够明确诊断宫颈早期病变的分级及范围，在保留生育功能的情况下，可达到对宫颈上皮内瘤变治愈的目的。

（2）手术方法区别：宫颈 LEEP 是采用功率在 30～40W 高频电刀锥形切除宫颈病变组织。可根据病变的大小及病变程度，选择不同大小及形状的圆形、椭圆形电切环及三角形旋转环切环等；另外，球形电极可用于电凝创面止血。宫颈 CKC 是用手术刀将宫颈环形切除的一种经典的宫颈锥切手术，也就是由外向内将病变的宫颈连同宫颈管一同做锥形切除。该手术方法不但能大范围切除宫颈病灶，更可深度切除宫颈管内病灶。

（3）适用范围区别：LEEP 与 CKC 的手术指征没有严格的分界标准，LEEP 分为治疗性手术和诊断性手术两种，治疗性手术主要适用于宫颈高级别病变（CIN Ⅱ～Ⅲ）和不能定期随访或持续存在的 CIN Ⅰ，诊断性手术主要适用于细胞学与阴道镜检查不符且高度怀疑宫颈病变、活检怀疑宫颈微小浸润癌或者需要明确宫颈浸润癌的深度时。CKC 也适用以上范围，主要适用于 CIN Ⅲ（宫颈上皮内瘤变Ⅲ级）及 CIN Ⅱ因其他原因不宜行 LEEP 者，另外对于宫颈高级别上皮内瘤变（HSIL）病变范围较广，宫颈原位腺癌或宫颈癌Ⅰ A1 期、要求保留生育功能者行宫颈 CKC 更合适。

（4）各自优缺点区别：宫颈 LEEP 和 CKC 各有优缺点。总体来讲，LEEP 操作简便，不需麻醉，可在门诊进行。在切除组织的同时有凝血功能，故出血少，手术时间短，治疗费用低。切除组织送病理检查，可判断标本边缘情况，提供宫颈微小浸润癌诊断所需的组织学标本。但由于宫颈 LEEP 的切除范围相对 CKC 小，深度较浅，且标本切缘易受热反应影响，更推荐用于 CIN Ⅱ及以下病变的治疗。而宫颈 CKC 一般需在住院、麻醉下进行，相较 LEEP 术中、术后出血风险增加，费用增加，但是 CKC

不仅可以切除更大范围的宫颈病灶，也更易切除宫颈管内病变等深处病灶，术后切缘阳性率更低，手术更彻底，因此对于 CIN Ⅲ 尤其累及腺体、宫颈原位腺癌或宫颈癌Ⅰ A1 期患者，一般建议锥切宫颈的高度达 2cm 以上，而 LEEP 很难达到这一点。另外，LEEP 切除很深时，容易引起较多的出血，且有术中患者痛感明显、术后脱痂出血多，LEEP 治疗 CIN Ⅲ 以上病变时，常需多次切割，导致标本切缘难以判断，因而不能确定病变是否全部切除等缺点。特别重要的是疗效，曾有文献报道，LEEP 治疗宫颈原位癌后复发率是 29%，而 CKC 后复发率仅为 6%。因此，专家认为对于 CIN Ⅲ 即以上的病变，行 CKC 更好。但与 LEEP 相比，CKC 手术范围及手术切除深度的增加，导致术后再次妊娠流产率及早产率更高。

（李　静）

52. 为什么做完锥切 HPV 还是阳性？多久能够转阴？

在临床工作中经常会遇到宫颈锥切术后复查 HPV 仍阳性的患者，这是宫颈锥切术后的持续性 HPV 感染。目前引起锥切术后持续性 HPV 感染的原因国内外尚无统一意见，有学者认为，术前 HPV 负荷量与术后 HPV 持续感染相关，即术前病毒负荷越高，术后越容易发生持续感染；也有人认为，术后持续 HPV 阳性与术前 HPV 感染的分型相关，HPV16 型阳性更易术后持续阳性；也有学者认为，术后 HPV 持续阳性与年龄、切除深度、切缘阳性及病变残留有关。持续性 HPV 感染可分为 3 种类型：①综合性持续性 HPV 感染，即连续两个时间点复查存在任何类型组合的 HPV 感染；②持续性 HR-HPV 感染：即连续两个时间点复查存在 HR-HPV 感染；③特定分型的持续性 HPV 感染：即连续两个时间点复查存在相同分型的 HPV 感染。

那么，锥切术后持续 HPV 感染怎么办？一般锥切术后需定期监测 TCT 及 HPV 变化，对于再次出现异常者，建议阴道镜下活检及宫颈管取样，病理确诊为高级别上皮内瘤变（HSIL），需再次手术治疗，如组织学病理确诊为复发或持续性 HSIL（包括 CIN Ⅱ、CIN Ⅱ～Ⅲ 及 CIN Ⅲ），年龄较大、无生育需求者可行子宫切除术，年轻、有生育要求者可再次锥切。仅有 HPV 持续感染，无病理组织学异常，不能盲目行重复锥切或子宫切除术，但需要严密监测 TCT 及 HPV，以便及时发现复发病变，尽早处理。

宫颈癌与 HPV 疫苗

总体来说，锥切术后 HPV 转阴需要一定时间，锥切治疗后 HPV 转阴率会随着时间的延长而增加，术后半年约一半以上患者 HPV 感染转阴，术后 2 年约 90% 的 HPV 感染会转阴。

（李　静）

第六章

被攻破的防线——HPV 与宫颈癌

53. 什么是宫颈癌？宫颈癌发病率有多可怕？

对于癌症，其实我们都不陌生。癌症是人体内某些细胞生长失去控制，从而导致肿瘤或新生物的形成。并非所有的新生物都是癌症，那些可以播散到身体其他部位并且干扰机体正常功能的新生物才被称为癌。宫颈癌是指发生在宫颈阴道部或移行带的鳞状上皮细胞及宫颈管内膜的柱状上皮细胞交界处的恶性肿瘤。宫颈的细胞开始异常地生长后，有时候如果不给予治疗，它们就会发展为癌。

至于宫颈癌的发病情况，据 2018 年全球癌症统计报告显示，宫颈癌在全球女性恶性肿瘤发病率和死亡率中均高居第三位，是最常见的女性生殖系统恶性肿瘤之一（图 1-6-1）。据估计，2018 年全球估计有近 57 万女性新患宫颈癌，31 万余女性死于宫颈癌。其中，我国宫颈癌新发病例近 11 万人，即全球约 1/5 的新发宫颈癌患者在中国，可见宫颈癌严重威胁着中国女性的健康。因其症状隐匿，在出现典型症状和体征后，一般已发展成浸润癌，被称为"红颜杀手"。

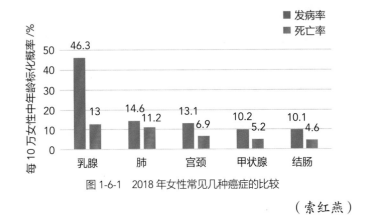

图 1-6-1　2018 年女性常见几种癌症的比较

（索红燕）

54. 宫颈癌的好发人群包括哪些?

　　HPV 感染是宫颈癌的重要致病因素，但并不是导致癌变的充分病因。宫颈癌的发生是多因素综合作用的结果。在大量的流行病学研究中，人们发现了很多宫颈癌发病的危险因素，大致分为三大类：

　　（1）行为相关因素，如性生活过早、性生活紊乱、口服避孕药、性卫生习惯不良、多孕多产、吸烟、社会经济地位低下、营养不良及配偶性混乱等方面。

　　（2）生物学因素，如细菌、病毒、衣原体等各种微生物的感染。

（3）遗传易感性，近年有研究发现宫颈癌在人群中存在家族聚集性，提示发病与遗传易感性有关。

具有上述危险因素的妇女是宫颈癌及其癌前病变的高危人群，应特别重视，定期进行妇科检查及细胞学检查。

（索红燕）

55. 年轻人会得宫颈癌吗？为什么宫颈癌发病呈年轻化趋势？

事实证明，年轻人也会得宫颈癌，切不可掉以轻心。宫颈癌发病率呈现年轻化趋势可能是由于性生活习惯的改变和 HPV 感染的不断增加。

早在 19 世纪 40 年代，一位意大利医师通过对死亡登记资料的分析发现，宫颈癌患者绝大多数都是已婚妇女，未婚者很少，而修女几乎不患宫颈癌，由此提出宫颈癌的发病与性经历有关。近年社会观念的转变也带来了性生活习惯的改变，性生活过早，即在 16 岁以前已有性生活以及 20 岁以前结婚者，因其下生殖道发育尚未成熟，对致癌因素的刺激比较敏感，一旦感染某些细菌或病毒后，易导致宫颈癌前病变及宫颈癌的发生。同时，多个性伴侣、性生活不洁和性生活活跃也是增加宫颈癌发病率的重要因素。

　　此外，宫颈癌年轻化的原因也与病毒感染尤其是 HPV 感染有关。研究显示，虽然 35 岁及以下的宫颈癌患者的 HPV 总感染率并不高，但 HPV16 型感染率在年轻患者中明显增高。另外，有学者对患者鳞癌组织 HPV16 型 E7 的检测显示，HPV16 型阳性的宫颈癌患者平均年龄明显低于 HPV16 型阴性的患者。因此，HPV16 型感染可能是宫颈浸润癌年轻化的原因。

（索红燕）

56. 宫颈癌会遗传吗?

　　宫颈癌具有一定的家族遗传倾向，若家族中有人罹患宫颈癌，则其他女性成员的患病率将大大增加，这被称为亲友型疾病。最新的调查数字显示，如果家族中的宫颈癌患者是远亲，例如表妹、曾祖母一类，那么亲人的患病率将略高于普通人。如果是近亲，例如亲姐妹、母亲患有宫颈癌，那么直系亲属的患病率要比一般人高 5 倍；如果直系亲属是在 50 岁前确诊患宫颈癌，那么亲属以后患上此病的危险性还要更大一些；而如果你有 2 位或者 2 位以上的近亲都有宫颈癌病史，那么直系亲属患病率则是一般人的 7.7 倍左右。

患宫颈癌的高危人群还包括母女、姊妹有家族病史，而与她们所处的环境因素基本相同的人。虽然此病毒感染不具有遗传性，也就是说宫颈癌是不会遗传的，但是在同一居住环境下，透过媒介物的传染，即增高了其感染率。另外，抽烟或因其他疾病、服用类固醇、艾滋病者都会因为免疫力较差，而比一般人容易患宫颈癌。

通过以上的介绍，我们了解到宫颈癌的确具有一定的遗传因素，但也不是说有遗传因素的女性就一定会患上宫颈癌，只是这些女性的宫颈癌发病率要高出普通女性很多，所以具有遗传因素的女性朋友们要注意及早预防宫颈癌，定期做好宫颈癌筛查来保护自己。

（索红燕）

57. 宫颈癌是性传播疾病吗？

事实上，宫颈癌本身没有传染性，但其病因 HPV 却可以在人群中传播。年轻女性 HPV 感染率可达 40%，绝大多数可自然消除。女性一生 HPV 感染率为 80%，其中 < 1% 发生宫颈癌。所以大家一定要进行安全的性生活，学会保护自己，同时保护家人，也不要忘记告诉身边的朋

友们，大家一起做一个优秀的健康小卫士。

（索红燕）

58. 宫颈癌有何不同病理类型，它们与 HPV 关系如何？

宫颈癌组织病理学类型包括有鳞癌、腺癌、腺鳞癌和其他类型。所有病理学类型又可以根据巨检和显微镜检进行分类。

（1）鳞癌：来源于鳞状上皮细胞。它是宫颈癌最常见的病理类型，占宫颈癌的 75% ~ 80%。

1）显微镜检：

①微小浸润癌：在原位癌的基础上，镜检发现小滴状、锯齿状的癌细胞团突破了上皮的最后一道防线，浸润间质。

②浸润癌：癌灶多呈现网状或团块状浸润间质，范围超过了微小浸润癌。"坏细胞"将触手伸遍了大江南北，像蜘蛛侠靠着蛛丝一样，灵活地转移。

2）巨检：微小浸润癌没有明显异常，或者类似子宫颈柱状上皮异位。随病变发展，可形成以下 4 种类型。

①外生型：最常见，肿瘤细胞向外生长，呈菜花状

（或乳头状），组织脆，触之易出血，常常累及阴道。

②内生型：肿瘤细胞向子宫颈深部组织浸润，典型的"金玉其外，败絮其中"，表面上看子宫颈光滑或者仅有柱状上皮的异位，但是形态上已经遮掩不住其宽大、变硬、呈桶状。常累及宫旁组织。

③溃疡型：肿瘤生长靠血供，而且肿瘤细胞很坏，需要的血很多，不但经常与正常细胞抢血喝，自己还会随随便便长出许多血管用于自身供给。即使如此，血供也常常不能满足疯长的肿瘤细胞。故上述两型肿瘤组织继续发展，当合并感染、坏死时，组织脱落形成溃疡或空洞，似火山口样。

④颈管型：子宫峡部血运十分丰富，可谓是肿瘤细胞的疗养胜地。在子宫颈管内生长的肿瘤细胞常常侵入子宫峡部供血层及转移至盆腔淋巴结。

（2）腺癌：来源于腺上皮。近年来发生率有上升趋势，占宫颈癌的 20%～25%。

1）巨检：同鳞癌，但是内生型更为常见。

2）显微镜检：

①普通型宫颈腺癌：最常见的组织学亚型，约占宫颈腺癌的 90%。肿瘤细胞内见不到明确的黏液，镜下见腺体结构复杂，呈筛状和乳头状，腺上皮细胞增生，呈复层，

核异型性明显，核分裂象多见。该亚型绝大部分呈高 - 中分化。

②黏液性腺癌：细胞内可见明确黏液，又进一步分为胃型、肠型、印戒细胞样和非特指型。需要注意的是，高分化的胃型腺癌（既往称为微偏腺癌）虽然分化非常好，但几乎是所有宫颈腺癌中预后最差的一种亚型，5 年生存率仅为普通宫颈腺癌的一半。

（3）腺鳞癌：占宫颈癌的 3%～5%，是由储备细胞同时向腺细胞和鳞状细胞分化发展而形成。肿瘤组织中含有腺癌和鳞癌两种成分。

（4）其他：少见病理类型包括神经内分泌癌、绒毛状管状腺癌、间叶性肿瘤等。

在我国宫颈癌病例中，HPV 感染以 HPV16 型、HPV58 型为主。研究显示，宫颈鳞癌中以 HPV16 型感染为主（76.6%），HPV18 型仅占 HPV 阳性鳞癌的 5%～17%；而宫颈腺癌（1/3 与 HPV 有关）中以 HPV18 型感染为主，所占比例高达 34%～50%。

（索红燕）

59. HPV 和宫颈癌有什么关系？

虽然宫颈癌很可怕，但却是病因明确的癌症，它的发生与高危型人乳头瘤病毒（HR-HPV）的持续感染相关。

事实上，宫颈癌本身没有传染性，但其病因 HPV 却可以在人群中传播。年轻女性 HPV 感染率可达 40%，绝大多数可自然消除。女性一生 HPV 感染率为 80%，其中仅有 < 1% 的人会发生宫颈癌。因此，感染了 HPV 不用过于紧张。

（索红燕）

60. 感染了 HPV 就会得宫颈癌吗？

首先，上文提到 HPV 分为高危型和低危型，只有感染的 HPV 为高危型，才有可能致癌，低危型 HPV 一般导致生殖道疣。

另外，即使感染的是高危型 HPV 也不用过于紧张。HPV 非常常见，和感冒差不多。有性生活的妇女一生中感染过一种 HPV 的可能性高达 40% ~ 80%。但是幸运的是，超过 80% 的 HPV 感染 8 个月内会自然清除，慢则 2 年清除，只有少数持续高危型 HPV 感染 2 年以上才有可能致癌。而高危型 HPV 的致癌过程是漫长的，即 HPV 感染→持续感染→癌前病变→癌症，这一过程通常要经历10年左右的时光。在此期间可能自愈，也可以通过治疗而终结进程。只有顽强的 HPV 和粗心的主人，才会造就后来的悲剧与痛苦。

所以，即便感染了 HPV，生活照样充满阳光。以积极的心态努力提高免疫力，就能促进 HPV 的清除。

（索红燕）

61. HPV 阴性一定不会得宫颈癌吗？

临床上发现，HPV 阴性者同样可能查出宫颈癌。

究其原因，一方面，特殊类型宫颈癌如宫颈微偏腺癌、内膜样癌、浆液性癌、透明细胞癌等可能与 HPV 感染无关，这类宫颈癌蜡块组织中 HPV 检测阳性率仅为0～27.3%。另一方面，任何一种 HPV 检测方法都存在一定假阴性率，这与检测目的基因片段、检测方法及其敏感度有关。必须清楚地认识到，现有筛查方法尚无法达到100% 的敏感度和特异度。

因此，并非 HPV 阴性就一定不会得宫颈癌。

（索红燕）

62. 导致宫颈癌发生的常见高危 HPV 类型有哪些？

目前已经明确，90% 的宫颈癌是由 HPV 持续性感染引起的，其中 HPV16 型感染率为 40%～60%，HPV18 型感染率为 10%～20%，说明 HPV16 型是致癌的最常见 HPV 亚型。也有调查发现，在世界不同地区，引起宫颈癌的 HPV 亚型也不同，大多数地区是 HPV16 型、HPV18 型，亚洲 HPV58 型也多见。在我国宫颈癌病例中，HPV 感染以 HPV16 型、HPV18 型为主，研究显示 HPV16 型与宫颈鳞癌关系最为密切，而 HPV18 型最易导致宫颈腺癌。

（赵小玲）

63. 感染不同类型高危 HPV 发生宫颈癌的可能性一样吗？

对于已经发生性生活的女性来说，HPV 感染是很常见的，有报道表明，50% 的女性开始性生活 2 年内可以发现生殖道 HPV 感染。女性一生中生殖道 HPV 感染率为 80%，其中 5% 发生尖锐湿疣，35% 出现宫颈刮片异常，25% 发生宫颈上皮内瘤变（CIN），＜1% 发生宫颈癌。我国宫颈癌中，HPV 感染率是 83.7%，常见的 HPV 型别依次是 HPV16 型（59.5%）、HPV18 型（9.6%）、HPV58 型（8.2%）、HPV52 型（6.5%）、HPV33 型（3.5%）。

不同类型的 HPV 感染导致宫颈癌的可能性是不同的。宫颈癌根据病理类型，可分为鳞癌和腺癌。我国以医院为基础的全国多中心大样本研究显示，宫颈鳞癌患者中高危型 HPV 感染率为 97.6%，其中 HPV16 型是最常见的型别（76.6%），其后依次是 HPV18 型（7.9%）、HPV31 型（3.2%）、HPV52 型（2.2%）、HPV58 型（2.2%）；宫颈腺癌患者中高危型 HPV 感染率为 74.5%，HPV16/18 型也是最常见 HPV 型别，感染率分别是 35.1% 和 30.6%；而且不同类型宫颈腺癌的高危型 HPV 感染率不同，为 33.0% ~ 100.0%。

不同级别宫颈病变的 HPV 感染类型也是有差异的。在 HSIL、LSIL 中均常见的感染型别是 HPV16/18/58/52/33 型，排序稍有差异。HPV16/18 型的感染率随着病变程度的升高而显著升高，HSIL 中高危型 HPV16/18 型的感染率（44.1%）高于 LSIL（22.3%）。其他 HPV 型别如 HPV33/52/58 型也在我国子宫颈病变中起着比较重要的作用，研究表明，CIN Ⅱ +HPV 阳性妇女有 71.4% 归因于 HPV16/18 型感染，有 24.1% 归因于 HPV33/52/58 型感染。

（赵小玲）

64. HPV16/18 型是否更容易导致宫颈癌?

HPV16 型、HPV18 型是导致宫颈癌的主要亚型，与其他型别相比更易导致宫颈癌。研究发现，HPV16 型与宫颈鳞癌关系最为密切，而 HPV18 型最易导致宫颈腺癌。其中，HPV16 型导致了 40% ~ 60% 的宫颈癌，HPV18 型导致了 10% ~ 20% 的宫颈癌，说明 HPV16 型是致癌的最常见 HPV 亚型。也有调查发现，在世界不同地区，引起宫颈癌的 HPV 亚型也不同，大多数地区是 HPV16 型、HPV18 型，亚洲 HPV58 型也较为多见。在我国宫颈癌病例中，HPV 感染以 HPV16 型、HPV18 型为主，研究显示 HPV16 型与宫颈鳞癌关系最为密切，而 HPV18 型最易导致宫颈腺癌。

（赵小玲）

65. 为什么 HPV 会导致宫颈癌?

HPV 之所以能成为宫颈病变的"罪魁祸首"，主要取决于病毒的特性以及其感染部位的特殊性。

HPV 感染宫颈鳞状上皮后，利用宫颈组织微小裂口进入到皮肤的基底层细胞，病毒 DNA 与宿主细胞染色体整合并导致 *E2* 基因断裂，从而促使 HPV E6、E7 蛋白的异常表达，E6、E7 蛋白分别抑制抑癌基因 *p53* 和 *pRb* 的活性，其异常表达降低细胞染色体的稳定性并诱导细胞永生化。

此外，病毒的"免疫逃逸"机制也发挥了重要作用。HPV 的感染和复制局限于宫颈的基底层细胞和鳞状上皮细胞，机体的免疫细胞对此的监控力较弱，因此 HPV 容易逃避机体免疫系统的清除而持续存在，从而导致宫颈病变的发生。

（赵小玲）

66. 从 HPV 感染发展到宫颈癌经历了哪些过程，一般 HPV 感染后多久会引起宫颈癌？

高危型 HPV 的致癌过程是漫长的，HPV 感染→持续感染→癌前病变→癌症，通常要经历 10 年左右的时间，在此期间病变可能自愈，也可以通过治疗而终结进程，但对于免疫力低下的患者，进展的可能性更大，并且从 HPV 感染到宫颈癌病变的发生时间会缩短。所以说，只要早诊早治，宫颈癌完全可以预防、早期发现及治愈。

持续感染很重要，它是进一步发展成宫颈癌的前提条件。

HPV 感染持续存在 1～2 年可引起轻微病变；发展到癌前病变需 9～10 年；癌前病变再发展到浸润癌需 4～5 年。换而言之，从 HPV 感染开始至发展为宫颈癌的时间约为 15 年。

多项研究结果均表明，高危型 HPV 的持续感染是宫颈癌进展的重要原因。对宫颈癌组织标本的研究发现，99% 以上的宫颈癌有 HPV 感染，其中 HPV16 型和 HPV18 型的感染率最高，占 70% 以上。

（赵小玲）

67. 为何发现 HPV 与宫颈癌关系的科学家豪森能获得诺贝尔生理学或医学奖？

德国科学家楚尔·豪森，第一次将 HPV 和宫颈癌的因果关系昭告了天下，因此获得了 2008 年诺贝尔生理学或医学奖！

豪森获得诺贝尔生理学或医学奖绝对是当之无愧的，因为他的发现（人乳头瘤病毒感染与宫颈癌之间有因果关系）带来了两项革命性变化：①以前宫颈癌的筛查是检查脱落细胞中是否有恶性细胞。豪森的发现促使 HPV 检测成为宫颈癌筛查的重要组成部分，即从"查结果"演变成

"查病因"。因为如果没有 HPV 感染，一般不会发展为宫颈癌。②促进了预防性 HPV 疫苗的诞生。

（赵小玲）

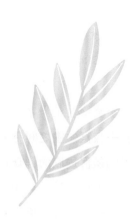

第七章

筛查，真有两把刷子！——宫颈癌的预防

68. 什么是宫颈癌筛查，它的目的是什么？

前面已叙述，由 HPV 感染到发展为宫颈癌，大多需要数年到数十年的时间。由于明确了人乳头瘤状病毒（HPV）感染可导致宫颈癌的发生，目前在全球开展宫颈癌及癌前病变的综合性防治，HPV 感染目前主要是针对宫颈癌有比较完善的三级预防策略，包括以 HPV 疫苗、健康教育和建立安全性行为主的一级预防，以宫颈癌筛查和癌前病变治疗为主的二级预防，以及以治疗宫颈浸润癌为主的三级预防措施。HPV 导致的其他恶性肿瘤由于发病率较低，对其开展筛查的二级预防研究较少，预防主要以一级预防为主。

什么是宫颈癌的一级预防？一级预防主要包括社会动员、健康教育和咨询，其主要目的是促进广大群众正确理解和认识 HPV 预防性疫苗接种，了解 HPV 相关疾病，尤其需要了解宫颈癌定期筛查、随访以及癌前病变治疗的目的和意义，主动自觉接受和利用预防保健服务。其他一级预防措施包括建立安全性行为（使用避孕套）、预防和治疗生殖道感染或性传播疾病等。对青少年女性，还可以选择 HPV 疫苗进行感染的预防，从源头控制宫颈癌的发生。

二级预防主要在疾病的临床前期通过采取早期发现、早期诊断、早期治疗的"三早"预防措施，以控制病情的发展和恶化。即开展宫颈癌的筛查，将无症状的或有患宫颈癌风险的高危妇女筛出，对发现异常结果的妇女，进一步检查、诊断和治疗，把病变阻断在癌前期或早期癌，其目标是减少甚至消灭晚期宫颈癌，降低死亡率。此外，二级预防还包括对宫颈癌前病变的治疗，如能在宫颈癌前病变阶段予以阻止或清除，理论上可 100% 阻止宫颈癌的发生。

三级预防即宫颈癌的治疗，早期宫颈癌以手术治疗为主，预后较好，对术后病理提示有危险因素的患者，必要时补充放化疗等辅助治疗，以改善预后、减少复发；中晚期及复发患者以放化疗为主，预后较差。因为手术或放化疗对宫颈癌的疗效确切，不论是何种阶段的宫颈癌患者，都建议确诊后积极治疗。

（邓波儿）

69. 宫颈癌筛查经历了怎样的发展历程？

宫颈癌筛查的发展过程经历了很多过程，宫颈癌的筛查起源于 1941 年的巴氏涂片法（Papanicolaou test，Pap test）。随后 20 世纪 70 年代，Zur Hausen 发现了 HPV 与宫颈癌之间可能存在密切的关系，首次提出了 HPV 感染与宫颈癌可能相关的概念，此发现也让 Zur Hausen 获得了 2008 年的诺贝尔生理学或医学奖；往后十几年，肉眼观察法（VIA/VILI）被提出；因为巴氏分级并不能准确指导临床决策，1998 年美国 Bethasda 提出了 TBS 诊断标准，它是一个描述性诊断，并在全球范围内推广，统一了子宫颈细胞学标准，并提高阅片质量。再就是 1996 年出现的液基细胞学（LBC/TCT）；随着宫颈癌筛查的研究深入，人们更确定了 HPV 与宫颈癌密不可分的关系，在 1999 年终于研发出了 HPV 的检查手段。

其中，从传统细胞学到液基细胞学的转变，HPV 检测从细胞形态学到分子生物学的转变，是宫颈癌筛查的两个里程碑。传统细胞学方法（巴氏涂片法）是现代医学最成功的范例之一，应用细胞学筛查方法使宫颈癌及其癌前病变的死亡率下降了 70% 以上。但细胞学检查往往受限于取材、阅片人员的水平。此外，巴氏分级诊断对临床治疗无明确指导意义，临床医师不能理解，同时也不能将其与组织病理学的诊断结果进行对照，可以说临床应用性并不高。TCT 是在巴氏细胞学基础上发展而来的新型细胞学检测技术。其与传统检测方式比较，涂片满意度高，且采集过程简单。其与电脑辅助阅片系统（TIS）的结合，既显著提高了工作效率，提高了各级别病变检出率，又降低了假阴性率，目前已广泛应用于临床。

目前，宫颈癌的筛查方案已经发展为多项技术联合应用的筛查方法。由于任意一项技术均有一定的假阴性率，不能除外漏诊的可能。因此，对于有条件的临床医院，多推荐联合筛查法，如 TCT 和 HPV 的联合检查。宫颈癌的发生与 HPV 的持续感染有很大关系，WHO 提出 HPV 亚型检测是筛查宫颈癌的重要手段，可单独或与细胞学检查相结合进行。如 TCT 结果显示不能明确意义的非典型鳞状细胞（ASC-US），HPV 检测结果呈阳性，则需要行阴道镜活检；HPV 呈阴性，可 1 年后复查。

（邓波儿）

70. 宫颈癌筛查的方法有哪些？

事实上，宫颈癌是可以被检查出来的，在当今这个医学发达的时代，做到这点还是不出奇的。那么检查宫颈癌有什么样的手段呢？总结起来有以下 5 种：

（1）子宫颈刮片细胞学检查：是发现宫颈癌前期病变和早期宫颈癌的主要方法。但注意取材部位正确及镜检仔细。注意此方法只能作为筛选方法。

（2）碘试验：正常宫颈或阴道鳞状上皮含有丰富的糖原，可被碘液染为棕色，而宫颈管柱状上皮、宫颈糜烂及异常鳞状上皮区（包括鳞状上皮化生、不典型增生、原位癌及浸润癌区）均无糖原存在，故不着色。临床上用阴道窥器暴露宫颈后，擦去表面黏液，以碘液涂抹宫颈及穹窿，如发现不正常碘阴性区，即可在此区处取活检，可提高活检准确性。

（3）宫颈和宫颈管活体组织检查：在宫颈刮片细胞学检查为Ⅲ～Ⅳ级以上涂片，但宫颈活检为阴性时，应在宫颈鳞 - 柱状交界部的 6 时、9 时、12 时和 3 时处取 4 点活检；或在碘试验不着色区及可疑癌变部位取多处组织，并进行切片检查；或应用小刮匙搔刮宫颈管，将刮出物送病理检查。

（4）阴道镜检查：阴道镜不能直接诊断癌瘤，但可协助选择活检的部位进行宫颈活检。据统计，如能在阴道镜检查的协助下取活检，早期宫颈癌的诊断准确率可大大提高。但阴道镜检查不能代替刮片细胞学检查及活体组织检查，也不能发现宫颈管内病变。

（5）宫颈锥形切除术：在活体组织检查不能肯定有无高级别病变及浸润癌时，可进行宫颈锥形切除术。该术分为诊断性宫颈锥形切除术和治疗性宫颈锥形切除术，方法包括宫颈环状电切术和宫颈冷刀锥切术。

以上为宫颈癌的筛查方法，根据个人特点选择不同的筛查手段，但细胞学检查和 HPV 检测为基础的筛查方法。

（邓波儿）

71. 什么是巴氏涂片法、TCT、LCT 和 HPV 检测？它们有何区别？

巴氏涂片法（Papanicolaou test，Pap test）是一个有 70 年历史的技术，由 Papanicloau 发明。巴氏涂片法其实非常简单，整个过程只需 1 分钟。医师先用一种称为阴道窥器的器械扩张阴道内壁，以便看见宫颈口。接着，医师会用木制刮板刷出部分子宫颈脱落细胞，直接涂到玻片上，经染色后在显微镜下观察。巴氏涂片法的优点是便宜，便于普查；但缺点是用这种方法制备的标本，细胞堆积在一起，不便于观察，诊断的准确率低，且有一定的误诊、漏诊率。巴氏涂片法诊断标准分为 5 级：巴氏 I 级，正常；巴氏Ⅱa级，炎症；巴氏Ⅱb级，核异质；巴氏Ⅲ级，可疑癌；巴氏Ⅳ级，高度可疑癌；巴氏Ⅴ级，癌。

TCT，又称为薄层液基细胞学检查，采用液基薄层细胞检测系统检测宫颈细胞并进行 TBS 细胞学分类诊断。它是目前国际上最先进的一种宫颈癌细胞学检查技术，与传统的宫颈刮片巴氏涂片法相比，明显提高了标本的满意度及宫颈异常细胞的检出率，是目前临床上常用的宫颈癌筛查方法之一。传统的巴氏涂片法由于存在着涂片质量差、阳性率低的局限性，已被液基薄层细胞学检查所取代。

LCT，即国产的 TCT，应用一次性无菌宫颈采样器在宫颈上皮移行带区采样，然后用液基细胞收集液将宫颈、黏液、红细胞碎片等杂质裂解后与细胞分离，再经现代液基细胞制片技术制成背景清晰的细胞涂片，经高清晰显微镜下分析，诊断准确率高达 97% 以上。其优点是先进、方便、无创、准确、快速，为宫颈疾病的预防、早期诊断、早期治疗提供了可靠的依据。

HPV 检测是单纯针对人乳头瘤病毒（HPV）的检查方法，而目前普遍认为，HPV 是导致宫颈癌发生的必要因素。就好比我们常接触到的"感冒"，一定是由于存在病毒或细菌的感染才会导致感冒的发生，而 HPV 就是宫颈癌发生的源头，但并不是感染了 HPV 就一定会导致宫颈病变或宫颈癌。之前已经讨论过，HPV 感染存在一定的自然清除率，只要人体的抵抗力战胜 HPV 的侵袭，我们就不用担心宫颈病变的发生。当然，如果发生了 HPV 感染，还是需要引起我们的重视。现在没有出现宫颈病变，不意味着以后持续的感染不会引起病变。应该规律随访，养成良好的生活习惯，促进 HPV 转阴。

TCT 和 HPV 检测都与宫颈癌筛查相关。打个比方，宫颈就好像一个大本营，细胞就是这个大本营里的士兵。由于各种原因，如管理不善、敌人收买……有的士兵开始反抗、不服从管理，当秩序被破坏，混乱达到一定程度，就形成了宫颈癌。这是一个相当漫长的过程，一般需要10 年左右。而 HPV 就是入侵的敌人，用尽各种手段煽动士兵造反。如果大本营持续遭到敌人的这种蛊惑（＞2年），就可能会造成大本营秩序的破坏，引起混乱，从而导致宫颈癌前病变的发生，继而可能会导致宫颈癌。因此，及时发现敌人和造反的士兵，对于维持大本营的稳定都是非常重要的。

（邓波儿）

72. 哪些人需要进行宫颈癌筛查，多久筛查一次？

中国《子宫颈癌综合防控指南》提出，宫颈癌二级预防的主要措施包括对所有适龄妇女定期开展宫颈癌的筛查；对确定为宫颈癌前病变的患者及早进行治疗；对于已经接种 HPV 疫苗的女性，如果已经到了筛查年龄，仍然需要定期进行筛查。

美国推荐对 21 岁以上有性生活史的女性开始进行筛查，欧洲定为 25 岁以上。世界卫生组织（WHO）建议在 30 岁或以上的女性中筛查。鉴于我国目前宫颈癌发病年龄的特点，推荐筛查起始年龄在 25 ~ 30 岁。

筛查间隔时间不超过 1 年，应每年一次，连续 2 次细胞学正常，建议筛查间隔时间可延长至 3 年；或连续两次 HPV 检测阴性，筛查间隔时间可延长至 5 年。65 岁及以上女性若既往 10 年内每 3 年一次，连续三次细胞学检查无异常；或每 5 年一次，连续两次 HPV 检测阴性，无宫颈上皮内瘤变病史，则不需要继续筛查（表 1-7-1）。

表 1-7-1　我国推荐的宫颈癌筛查方案

年龄 / 岁	推荐筛查方案	频率
< 25	不筛查	

年龄 / 岁	推荐筛查方案	频率
25 ~ 29	细胞学检查	细胞学检查——细胞学检查结果呈阴性,每 3 年重复筛查
30 ~ 64	方案 1 : 单独细胞学检查 方案 2 : 单独 HPV 检测 方案 3 : HPV 和细胞学联合筛查	1. 单独细胞学检查——细胞学检查结果呈阴性,每 3 年重复筛查 2. 单独 HPV 检测——每 3 ~ 5 年重复筛查 3. 联合筛查——两项检查结果同时呈阴性,每 5 年重复筛查
≥ 65	若过去 10 年筛查结果呈阴性,包括:连续 3 次细胞学检查结果呈阴性或 2 次联合筛查呈阴性,没有宫颈癌前病变病史,终止筛查	

特殊人群的规定:中国《子宫颈癌综合防控指南》也对特殊人群的筛查提出了建议。对 HPV 疫苗接种者,应该同非接种者一样,定期接受宫颈癌筛查。对有妊娠意愿的女性应在孕前检查时,询问近 1 年内是否进行过宫颈癌筛查,如没有,应建议进行宫颈癌筛查,或在第一次产检

时进行。对存在高危险因素的妇女，如 HIV 感染、免疫抑制、既往因宫颈病变或宫颈癌接受过治疗，应缩短宫颈癌筛查间隔。

（刘婷婷）

73. 目前我国推荐的宫颈癌最佳筛查方案是什么？

我国地域广阔，不同地区的经济和卫生技术水平、宫颈癌的疾病负担差异较大，因此，单一的某种筛查方法不能满足不同地区多元的筛查需求，需要因地制宜地选择适宜当地人力和经济资源条件的筛查方案，以提高筛查的覆盖率和效率。综合国内外宫颈癌筛查的最新进展和我国国情，我国目前宫颈癌筛查方案推荐以下 4 种，即细胞学、醋酸肉眼观察（visual inspection with acetic acid，VIA）、HPV 检测以及 HPV 和细胞学联合筛查。其中，最佳筛查方案为 HPV 和细胞学联合筛查，其灵敏度为98%，特异度 > 80%。其中，灵敏度（sensitivity）又称真阳性率，即实际有病，并且按照该诊断试验的标准被正确地判为有病的百分比，它反映了诊断试验发现患者的能力。特异度（specificity）又称真阴性率，即实际没病，同时被诊断试验正确地判为无病的百分比，它反映了诊断试验确定非患者的能力。

（刘婷婷）

74. 为何按期进行宫颈癌筛查，还会发生宫颈癌？

宫颈癌的筛查可以早期发现疾病，但并不能完全预防疾病的发生。临床上确实会有定期进行宫颈癌筛查，却仍然罹患该疾病的情况。可能的原因有以下几点：

（1）由于各地卫生技术条件和经济水平不同，各地选取的筛查方法亦不同。常用的筛查方法有细胞学检查、醋酸肉眼观察（visual inspection with acetic acid，VIA）、HPV 检测以及 HPV 和细胞学联合筛查。每种方法都有一定的局限性，没有任何一种筛查方法可以完全避免假阳性或假阴性。尤其在很多经济欠发达地区，仍然采取肉眼观察法或巴氏涂片法作为初筛手段，这些方法易于培训、费用低廉和快速可行，但其灵敏度和特异度相对低，而且该方法受操作医师的经验和水平影响极大，漏诊的可能性很高。

（2）宫颈癌的病理类型有很多种，除了常见的鳞癌外，还有宫颈腺癌以及腺鳞癌。腺上皮的病变起源于宫颈管内膜，并常向内生长，病变深在而宫颈外观多表现正常，易被常规的宫颈涂片或阴道镜检查漏诊。

基于以上原因，临床上会有个别定期进行宫颈癌筛查，却仍然发生宫颈癌的病例出现，但这的确属于少数情况。多年来，发达国家的经验表明，开展对适宜年龄女性进行宫颈癌筛查，可以大幅度降低宫颈癌的发生。

（刘婷婷）

75. 为何宫颈癌筛查经常强调联合筛查，如 TCT 和 HPV 联合检测？

宫颈癌的筛查方法众多，每种方法都有一定的局限性，没有任何一种筛查方法可以完全避免假阳性（实际没病，检查结果却显示有异常）或假阴性（实际上有病，检查结果却显示无异常）。TCT 和 HPV 都是毛刷刮取宫颈即可，对患者是没有创伤的。前者是通过取得的宫颈脱落细胞分析有无患宫颈癌或其癌前病变的可能，后者是检查有无 HPV 感染的问题（需要知道的是，高危型 HPV 的持续感染是导致宫颈癌的罪魁祸首）。

两种方法联合筛查的优点有：①可大幅提高筛查的准确性，避免假阴性（即宫颈其实有问题，但筛查结果如 TCT 是正常的）的发生；②如 TCT+HPV（主要指导致宫颈癌的高危型）检查结果呈阴性，还可延长筛查的间隔时间。

两种方法联合筛查的缺点有：①两种方法同时检查，增加了费用（北京市定价为 TCT 150 元 +HPV 250 元，合计 400 元左右）；② HPV 检测呈阳性结果增加了患者的心理负担。我曾遇到好多妇女 HPV 检测呈阳性后特别紧张的情况。事实上，在妇女一生中，绝大多数妇女会感染 HPV，且多是一过性感染，即经机体免疫力作用，一般 1～2 年 HPV 可能自然转阴（30 岁以下妇女转阴率更高）。

综上，宫颈癌筛查时是否需要同时检测 HPV 和 TCT，还需要具体问题具体分析。我个人认为，有经济条件的可以同时行两种方法检测，但需要对出现的结果进行理性的分析和对待。

（刘婷婷）

76. 为何门诊医师在给我看妇科病时，总爱推荐宫颈癌筛查？

宫颈癌是威胁女性生命的严重疾病。WHO 国际癌症研究机构（IARC）最新公布的数据（2018 年）显示，宫颈癌为女性第四大恶性肿瘤，估计 2018 年全球新发宫颈癌病例约 57 万例，死亡 31 万例，在人类发展指数（human development index，HDI）较低的国家中，其发病率位于第二位，仅次于乳腺癌，死亡率位于第一位。

宫颈癌早期多无症状，宫颈外观可无明显异常或与慢性宫颈炎表现相同。当出现接触性出血等症状时，多提示病情已经进展。所以说，宫颈癌常常因为早期症状不明显而容易被忽视。宫颈癌前病变经过 CIN Ⅰ、CIN Ⅱ、CIN Ⅲ，逐渐发展为早期浸润癌、浸润癌的过程，一般需 10～15 年。由此看来，癌前病变是宫颈癌防治的重要阶段。在这长达 10 年的时间里，期间的任何一次检查都可以把宫颈癌扼杀在摇篮里。而此前如果不通过相应检测手段，就连患者本人也很难感觉出来。在发达国家，目前宫颈癌的发病率已大幅下降，这在很大程度上归因于对癌前病变的早期诊断和治疗。

换而言之，宫颈癌是一种可防、可控的恶性肿瘤。通过规律的宫颈癌筛查，能及时发现癌前病变及早期浸润癌。

宫颈癌的筛查方法包括组织性筛查和机会性筛查。组织性筛查是用现有资源对宫颈癌最高危妇女达到最大数量的检查，通常在国家和地区水平进行，比如北京地区的两癌筛查（乳腺癌和宫颈癌筛查）。机会性筛查是指当一个妇女由于其他原因来到健康服务机构时进行的检查，独立于有组织的或以某人群为基础的项目外进行。医务人员可在咨询中推荐进行筛查或由妇女自己提出。

我们国家尚属于发展中国家，各个地区经济水平、医疗环境、人群筛查意识均有较大差异，在门诊推荐进行宫颈癌筛查（机会性筛查）不失为降低宫颈癌发生率的有效手段之一。

（刘婷婷）

77. 女性备孕或妊娠期需要进行宫颈癌筛查吗？筛查方法如何？

妊娠期宫颈癌是指妊娠期、产褥期和产后 6 个月内发现的宫颈癌，发生率为 1/5 000 ~ 1/1 000，1% ~ 3% 的宫颈癌在妊娠期被诊断，因此，应该特别重视备孕及妊娠期的宫颈癌筛查。

从预防和优生优育角度看，宫颈癌筛查应在孕前施行。孕前 1 年未行宫颈癌筛查或妊娠期有阴道出血、接触性出血、异常阴道分泌物或下腹隐痛者均应行宫颈癌筛查。妊娠不是宫颈癌筛查的禁忌证，筛查方式与非妊娠妇女基本相同。常用筛查方法包括细胞学筛检、阴道镜检查及宫颈活检，同时强调阴道检查的重要性。妊娠期宫颈癌的最常见症状为阴道出血（约占 50%），该症状易与先兆流产和前置胎盘等导致的阴道出血相混淆。因此，对于孕前未接受妇科检查或宫颈细胞学筛查，特别是伴有阴道出血的妊娠妇女来说，妊娠期应常规做阴道检查和细胞学筛查，这方面有不少血的教训。妊娠期宫颈细胞学筛查是安全的，其有效性与非妊娠期筛查相同。鉴于妊娠期宫颈的细胞学改变，在填写细胞学申请单时，应注明妊娠期标本，以协助病理学医师与 CIN 相鉴别。宫颈细胞学检查和 HPV 检测同时进行，将提高宫颈癌筛查的准确性。

细胞学结果异常的妊娠妇女必要时行阴道镜检查。妊娠期阴道镜检查亦安全。其目的是明确可疑病变部位，必要时行宫颈活检，以除外微小浸润，指导治疗方式和治疗时机的选择。妊娠期阴道镜检查表现为宫颈体积增大、间质水肿、腺上皮增生、黏液增加和蜕膜样反应，特别是宫颈血管增多、上皮化生致醋酸白试验阳性使阴道镜下易过度诊断。因此，妊娠期阴道镜检查应由有经验的阴道镜专家进行，并且宫颈活检需要慎重，禁止行宫颈管搔刮。

（刘婷婷）

78. 没有性生活史的女性需要进行宫颈癌筛查吗?

现有的研究证实,宫颈癌主要由高危型 HPV 持续感染所致。在 99.7% 的宫颈癌中都可检测到高危型 HPV,而 HPV 感染主要通过性行为传播。因此,无性生活史的女性不用做宫颈癌筛查,一个是感染 HPV 的概率极低,另一个也不好暴露宫颈去取材。所以,确切地讲,没有性生活的女性可以不做宫颈癌筛查。但是,对于有不规则阴道流血者,仍需要排除与 HPV 感染无关的宫颈癌的发生。另外,需要特别强调的是,无性生活史不等同于未婚。如果只是未婚,但是有过性生活者,还是应该进行定期的宫颈癌筛查。

(刘婷婷)

79. 我国宫颈癌筛查现状如何?

近年来,我国宫颈癌发病率持续走高,平均每年以 8.7% 的速度增长。其中,农村地区增长率为 10.3%,城市地区增长率为 5.6%;而死亡率则以 8.1% 的速度增长,防治形势不容乐观。

《中国妇女发展纲要(2011—2020 年)》提出,要将女性宫颈癌筛查率提升至 80%。但由于各种现实情况制约，我国宫颈癌筛查率普遍较低，其中农村地区筛查率为16.9%，城市地区筛查率为29.1%。即便是筛查情况较好的东部城市群也仅有31.3%，筛查之路任重而道远。

目前我国拥有国际上常用的宫颈癌筛查、分流、转诊技术，例如子宫颈脱落细胞学、人乳头瘤病毒（HPV）检测、肉眼观察（VIA/VILI）、p16/Ki-67 双染和阴道镜检查等，还有一些我国自主研发的技术方法。我国宫颈癌筛查面临的主要问题是覆盖率不足，筛查诊治不规范，过度医疗、诊疗不足或缺乏随访等情况屡有发生。中国地域辽阔、资源分布不均，更需要采取多元化的筛查策略。目前适宜中国的筛查技术和策略缺乏数据支撑；HPV 检测产品众多，缺乏充分的临床验证数据；细胞学、组织病理学、阴道镜医师缺乏规范化培训。现有条件下，宫颈癌筛查及病变的临床管理多参考欧美国家的指南进行。

我国资深宫颈癌筛查专家北京大学人民医院魏丽惠教授表示，目前主要制约中国宫颈癌筛查的依然是经济因素。最为突出的问题就是单次细胞学检查（TCT）对宫颈高级别病变的敏感性较低（50% ～ 70%），需要通过增加筛查次数来弥补细胞学敏感性不足；而另一种筛查方式人乳头瘤病毒（HPV）检测即便是阳性，也有 8% ～ 10% 的可能性不是恶性病变。因此，需要两种筛查方式进行联合筛查，以期获得最为准确的结果。

（刘婷婷）

80. 什么是两癌筛查?

两癌指的是宫颈癌和乳腺癌。两癌筛查就是指通过先进的检查手段，排查出受检者是否患有这两种癌症及有可能导致这两种癌症的相关疾病。两癌筛查的目的：将这两种危害女性健康的癌症尽早地排除出来，做到早诊断、早发现、早预防、早治疗。宫颈癌的发病率在女性生殖系统肿瘤中仅次于乳腺癌，居第二位，而其症状往往不是非常明显，导致难以在第一时间被发现。乳腺癌作为女性最常见的恶性肿瘤之一，死亡率位于女性癌症死亡率之首，严重影响妇女身心健康，甚至危及生命（虽然乳腺癌也可见于男性，但较为罕见，但注重身体健康的男性同胞们也需要进行定期筛查）。根据数据表明，近年来两癌的发病率仍在逐步上升。

两癌筛查的性质是关爱女性健康的公益活动。

我国政府部门的宣教力度在逐渐加大，社会对女性健康的关注度也在随之慢慢提高，比如国家正大力推行的"双丝带行动"。广大妇女朋友们应积极参加项目试点地区的"两癌"免费筛查项目，建立并增强自我保健的意识，提高预防疾病知识，培养健康、文明、科学的生活方式。只要广大女性能有较强的防癌意识，全面理解和掌握这些知识，认真做好自我检查，两癌的发生率将大幅度下降。

（王苏琳）

81. 宫颈癌及其癌前病变的三阶梯诊断流程是什么？

宫颈癌的发生过程缓慢，存在较长的、可逆转的癌前病变期。由于宫颈癌的筛查，早期发现并及时治疗后，宫颈癌患者 5 年治愈率已达 90%。因此，宫颈癌的筛查和预防就有着重要的意义。目前我国大部分地区执行了国际公认的子宫颈病变的三阶梯诊断流程，即宫颈细胞学检查、阴道镜检查、活组织病理学检查。

（1）宫颈细胞学检查：细胞学检查是宫颈癌前病变（CIN）及早期宫颈癌筛查的基本方法，也是诊断的必要步骤。宫颈细胞学检查是简单易行且有效的筛查手段，细胞学检查的特异性（不误诊的概率）高，但敏感性（不漏诊的概率）低，可选用巴氏涂片法或液基细胞涂片法

（TCT、LCT 等）。

巴氏涂片法操作简便，但漏诊率高，目前已基本被淘汰。

TCT 的优点是去除了杂质的干扰，制成薄层清晰的细胞涂片，增加了标本的满意度和细胞学异常的检出率。近年来，随着人们对 HPV 与宫颈癌发生的关系的认识，HPV 检测在宫颈癌的诊断中越来越重要。目前 HPV 检测可用于宫颈癌的筛查或细胞学异常时的分流。

（2）阴道镜检查：阴道镜，我们可以理解为一部高清动态的放大镜。它架在离阴道口 20cm 左右的地方，医师可以通过电脑屏幕清楚地看到宫颈和阴道壁的情况。其原理是利用光学镜将宫颈阴道部黏膜放大 10 ~ 40 倍的条件下观察宫颈的病变情况，并通过试剂可使医师观察到肉眼看不到的宫颈表面微小的病变，发现宫颈上的异型上皮、血管及癌前病变及早期病变所在部位，从而在阴道镜下进行有选择的多点活检。其早期宫颈癌的诊断率达 98% ~ 99%。阴道镜检查是一种无创伤的检查，无需麻醉，在门诊即可进行。此处必须强调的一点是，既然阴道镜如此优秀，那么是不是每个人都必须做呢？答案是否定的。例如常规的孕前检查，单纯的阴道炎症，外阴瘙痒，常规的 TCT、HPV 检测没有发现任何问题的情况下，并不需要加做阴道镜检查！通常情况下，医师会先派出"常规军"——TCT、HPV 检测，先到宫颈探查情况。如果怀疑有病变的宫颈组织，就会出动"后备军"——阴道镜一探究竟。凡宫颈刮片细胞学检查 3 级或以上者，或薄层液基细胞学检查为不能明确意义的非典型鳞状细胞（ASC-US）和高危型 HPV-DNA 检测阳性者，或低级别鳞状上皮内病变（LSIL）及以上者，需进一步进行阴道镜检查。

（3）活组织病理学检查：在阴道镜下取得的宫颈组织，将被送到病理科，然后在显微镜下，由病理科医师做出明确诊断。如果是高级别鳞状上皮内病变，需要进行宫颈锥切术等方法治疗；如果已经发展为宫颈癌，则需要进一步完善影像学等检查来明确分期，指导后续治疗。

（王苏琳）

82. 发达国家的宫颈癌筛查现状如何？

宫颈癌早期发现及早期治疗的技术已较成熟，而且有多种方案。WHO 建议在全球开展宫颈癌筛查及早诊断、早治疗，并且认为宫颈癌防治主要取决于政府态度及医疗卫生组织的有效性。在已建立宫颈癌筛查体系的发达国家，如美国、英国和瑞典等，宫颈癌发病率及其导致的患

宫颈癌与 HPV 疫苗

者死亡率在开展筛查后呈大幅度下降趋势。美国近 30 年来女性宫颈癌发病率降低了 50% 以上，1975 年发病率为 14.8/10 万，2011 年这一数字降低至 6.7/10 万；女性宫颈癌死亡率也从 5.55/10 万例同步降低至 2.3/10 万。

宫颈癌筛查实验中，使用最广泛、时间最长的是细胞学检查，从 20 世纪 50 年代开始在许多国家应用。在加拿大、美国和一些北欧国家，基于细胞学的筛查和治疗计划减少了 80% 的宫颈癌发病率和死亡率，在其他欧洲国家则减少了 50% ~ 60%。但这种筛查方法耗资巨大，且有一定的局限性，如敏感性欠佳，尤其对宫颈腺癌的检出率低；可重复性差，受阅片者主观性影响；阳性预测值低等。而 HPV 的检测是客观指标，敏感性高，近年来已被逐渐用于宫颈癌的筛查。2001 年 9 月欧洲妇产科协会将 HPV 检测列为宫颈癌普查项目。美国癌症协会于 2002 年推出的临床实践指南中，也将 HPV 检测与宫颈涂片相结合，用于 30 岁以上妇女的筛查。

美国国立综合癌症网络（NCCN）宫颈癌筛查指南提出，宫颈癌筛查应该在性生活开始 3 年后进行，最迟应在 21 岁开始接受筛查。对于年龄 ≥ 70 岁的女性，如果宫颈结构完整，10 年内至少连续 3 次正规细胞学筛查结果无异常，或患有严重疾病，可考虑终止筛查。但是对于既往

116

有宫颈癌的女性或无法得到既往筛查记录，既往筛查不可靠的女性，仍推荐进行筛查。若既往有宫颈癌或既往子宫CIN 病史，应用已烯雌酚或存在免疫缺陷状态的疾病者，如 HIV 病毒携带，应尽量延长筛查时间。由此可见，发达国家对于宫颈癌筛查的要求较高。

（刘婷婷）

83. 什么是阴道镜检查，检查过程如何？

阴道镜是体外双目放大镜式光学窥镜。阴道镜检查利用强光照射下，将充分暴露的阴道和宫颈光学放大 10 ～ 40 倍，直接观察这些部位的血管形态和上皮结构，可以发现与宫颈癌变相关的异型上皮、异型血管，并对可疑部位行定位活检，也可用于外阴皮肤的相应病变观察。

阴道镜检查是在放大后直接观察宫颈有无病变。该方法对检查者技术要求高，且价格较高，有一定的假阳性和假阴性。对于绝经后的妇女，阴道镜检查多难以发现宫颈管内的病变，易产生假阴性结果。

阴道镜检查过程中，患者取膀胱截石位。窥器充分暴露宫颈阴道部，用棉球轻拭宫颈分泌物。医师移动阴道镜物镜距阴道口 10cm（镜头距宫颈 15 ～ 20cm）处，对准宫颈或病变部位，分别行醋酸白试验和碘试验，必要时用绿色滤光镜片。如果有异常病变，可以行病变组织活检。

（吕讷男）

84. 何时需要做阴道镜检查？

宫颈癌的筛查主要以 TCT 和 HPV 检测为主。因其取材方便，费用低，患者可接受，且相对无创或创伤较小，对医师要求低。当 TCT 或 HPV 提示异常时，再行进一步阴道镜检查。当 TCT 结果 ≥ ASC-US 或者 HPV 结果提示高危型别阳性时，由专业的妇科医师来决定是否行阴道镜检查。有时候 TCT 正常、HPV 阴性时，如果出现宫颈阴道的异常，或者原因不明的多次或者长时间同房后出血，也可以选择进行阴道镜检查。如果发现宫颈表面有菜花状肿瘤，则不需要行阴道镜检查，直接行宫颈活检。无论从经济学方面，还是从筛查的成功率角度考虑，阴道镜检查都不作为宫颈癌的常规首次筛查方法。临床上通常将阴道镜下活检作为早期诊断宫颈癌的重要辅助方法，可提高活检的阳性率和诊断的准确性。

（吕讷男）

85. 早期和中晚期宫颈癌的常见症状分别有哪些?

早期宫颈癌常无明显症状和体征，常常在体检、普查时发现。不少患者因为有接触性阴道出血而就医，在性交后、用力排便及阴道检查时，往往有无痛性阴道出血。少数患者阴道分泌物增多，呈粉红色并有恶臭。对于绝经后的妇女，发现阴道流血，更要引起足够的重视，应该及时去医院妇科进行专门检查。

（1）宫颈癌的早期症状:

1）接触性出血：接触性出血是宫颈癌最突出的症状，宫颈癌患者 70%~80% 有阴道出血现象。患者多表现为性交后、行妇科检查或用力排便时，阴道分泌物混有鲜血。老年妇女若遇到性交后出血，不要总认为是由于性交用力不当而引起的，忽略宫颈癌存在的可能性。若每次性交后都出血，更应引起重视，患者需及时就医。

2）阴道不规则出血：老年妇女已绝经多年，突然无任何原因又月经"来潮"了。出血量常不多，而且不伴有腹痛、腰痛等症状，极易被忽视。其实，这种阴道不规则出血可能是宫颈癌的早期征兆，许多老年患者就是因此症状而就诊，得到早期诊断和及时治疗。因此，应当引起老年人的高度警惕。年轻患者也可表现为经期延长、经量增多。

3）疼痛：下腹或腰骶部经常出现疼痛，有时疼痛可出现在上腹部、大腿部及髋关节，每到月经期、排便或性生活时加重，尤其当炎症向后沿子宫骶韧带扩展或沿阔韧带底部蔓延，形成慢性子宫旁结缔组织炎，子宫颈主韧带增粗时疼痛更甚。每触及子宫颈时，立即引起髂窝、腰骶部疼，有的患者甚至出现恶心等症状，影响性生活。

4）阴道分泌物增多：临床上 75% ~ 85% 的宫颈癌患者有不同程度的阴道分泌物增多，大多表现为白带增多，后来多伴有气味和颜色的变化。宫颈癌患者由于癌灶的刺激，子宫颈腺体的分泌功能亢进，产生黏液样白带，故生育年龄患者不再有白带性状与量的周期性变化；绝经后患者则一反常态，白带量有所增多，且具黏性，有时血性。这种白带异常的表现包括量的增多与其性质的改变，是宫颈癌的早期症状。

（2）宫颈癌的中晚期症状：根据癌灶累及范围出现不同的继发性症状，如尿频、尿急、便秘、下肢肿痛等；癌肿压迫或累及输尿管时，可引起输尿管梗阻、肾盂积水及尿毒症；晚期可有贫血、恶病质等全身衰竭症状。

（曹利娜）

86. 国际妇产科联盟对宫颈癌是怎样分期的?

2018 年国际妇产科联盟（International Federation of Gynecology and Obstetrics，FIGO）妇科肿瘤委员会对宫颈癌分期进行了修订，首次允许影像学和病理学结果用于分期。2019 年 FIGO 对新分期进行了更正，主要是 I 期和 II 期中病灶浸润深度或肿瘤大小 "=" 临界值时的分期从采用较高分期更改为采用较低分期。该分期为目前为止最新的分期（表 1-7-2）。

表 1-7-2　FIGO 宫颈癌分期（2019 年更正版）

分期	定义
I 期	肿瘤局限于宫颈(扩散至子宫体不影响分期)
I A 期	镜下浸润癌,间质浸润深度 ≤ 5mm
I A1 期	间质浸润深度 ≤ 3mm
I A2 期	间质浸润深度 > 3mm 但 ≤ 5mm
I B 期	肿瘤局限于宫颈,镜下最大浸润深度 > 5mm
I B1 期	浸润深度 > 5mm,肿瘤最大径线 ≤ 2cm
I B2 期	肿瘤最大径线 > 2cm 但 ≤ 4cm
I B3 期	肿瘤最大径线 > 4cm
II 期	肿瘤超越子宫,但未达阴道下 1/3 或未达骨盆壁
II A 期	累及阴道上 2/3,无宫旁浸润
II A1 期	肿瘤最大径线 ≤ 4cm
II A2 期	肿瘤最大径线 > 4cm
II B 期	有宫旁浸润,未达骨盆壁

续表

分期	定义
Ⅲ期	肿瘤累及阴道下 1/3、扩展到骨盆壁、引起肾盂积水或肾无功能、累及盆腔淋巴结和 / 或主动脉旁淋巴结
Ⅲ A 期	累及阴道下 1/3,没有扩展到骨盆壁
Ⅲ B 期	扩展到骨盆壁和 / 或引起肾盂积水或肾无功能
Ⅲ C 期	累及盆腔淋巴结和 / 或主动脉旁淋巴结[注明 r(影像学)或 p(病理)证据],不论肿瘤大小和扩散程度
Ⅲ C1 期	仅累及盆腔淋巴结
Ⅲ C2 期	主动脉旁淋巴结转移
Ⅳ期	肿瘤侵犯膀胱黏膜或直肠黏膜(活检证实)和 / 或超出真骨盆(泡状水肿不分为Ⅳ期)
Ⅳ A 期	侵犯盆腔邻近器官
Ⅳ B 期	转移至远处器官

新的分期首次提出病理学结果及影像学检查结果用于分期,宫颈癌临床分期首次向手术病理分期靠近,使宫颈癌的诊治发生变革。新分期允许将临床检查和影像学检查结果纳入分期标准,并强调最后的分期必须注明所采用的方法。

（1）Ⅰ期：肿瘤局限于宫颈（忽略扩散至宫体）。

Ⅰ A 期：只考虑肿瘤浸润深度，间质浸润 ≤ 3mm 为 Ⅰ A1 期，间质浸润 > 3mm 但 ≤ 5mm 为 Ⅰ A2 期。水平扩展范围和淋巴脉管间隙浸润均不改变分期。

ⅠB 期：描述上仍然为肉眼可见病灶局限于子宫颈，或临床前（镜下）病灶 > ⅠA2 期。但根据肿瘤最大径线进一步细分，浸润深度 > 5.0mm 而最大径线 ≤ 2.0cm 的浸润癌为ⅠB1 期，最大径线 > 2.0cm 但 ≤ 4.0cm 的浸润癌为ⅠB2 期，最大径线 > 4.0cm 的浸润癌为ⅠB3 期，较 2009 年版分期标准增加了ⅠB3 期。

（2）Ⅱ期：肿瘤超越子宫，但未达阴道下 1/3 或未达骨盆壁。

ⅡA 期：累及阴道上 2/3，无宫旁浸润，与 2009 年版标准基本一致。

ⅡB 期：有宫旁浸润，未达骨盆壁。

（3）Ⅲ期：肿瘤累及阴道下 1/3、扩展到骨盆壁、引起肾盂积水或肾无功能、累及盆腔淋巴结和 / 或主动脉旁淋巴结。

ⅢA 期：累及阴道下 1/3，没有扩展到骨盆壁。

ⅢB 期：扩展到骨盆壁和 / 或引起肾盂积水或肾无功能。

新分期增加了Ⅲ C 期：无论肿瘤的大小与范围，盆腔和 / 或腹主动脉旁淋巴结受累被确定为Ⅲ C 期，其中只是盆腔淋巴结转移，定为Ⅲ C1 期；腹主动脉旁淋巴结转移（无论有无盆腔淋巴结转移）定为Ⅲ C2 期。虽然强调病理学诊断是"金标准"，但腹膜后淋巴结转移的诊断可以根据影像学检查结果作出，如为影像学检查确定的分期，以"r"表示，如Ⅲ C1r 期；如为手术病理学检查所确定的分期，则以"p"表示，如Ⅲ C1p 期。

（4）Ⅳ期：肿瘤侵犯膀胱黏膜或直肠黏膜（活检证实）和 / 或超出真骨盆（泡状水肿不分为Ⅳ期）。

Ⅳ A 期：侵犯盆腔邻近器官。

Ⅳ B 期：转移至远处器官。

（李　静）

87. 宫颈癌是如何转移的，容易转移到哪些部位？

宫颈癌发展到一定程度容易向周围扩散转移，常见的转移方式和部位如下：

（1）直接蔓延：最常见，癌细胞向邻近器官或组织扩散。向下侵犯阴道壁，向上由子宫颈管累及宫腔，向两侧扩散可累及主韧带及子宫颈旁、阴道旁组织直至骨盆壁。晚期向前、向后蔓延，侵及膀胱或直肠。

（2）淋巴转移：癌组织侵入淋巴管之后形成癌栓，随着淋巴液像坐小车一样进入局部淋巴结，在淋巴管内扩散。

（3）血行转移：极少见，晚期可转移到肺、肝或骨骼。

宫颈癌一般常见的转移部位是肝、肺、骨、脑、肾上腺、腹主动脉旁淋巴结等。

（曹利娜）

88. 宫颈癌的治疗原则是什么？

手术治疗主要用于早期宫颈癌患者。对于Ⅰ A1 ~ Ⅰ B2期及Ⅱ A1 期宫颈癌的治疗，目前一致认为手术治疗和放射治疗（以下简称放疗）的疗效相当。放疗可能导致阴道狭窄及卵巢功能的丧失，因此，对于年轻患者更倾向于选择根治性手术治疗，术后可保留卵巢功能，并且能够通过术后病理对患者的预后作出正确的评估，指导进一步的治疗；而对于年老体弱或有手术禁忌证的患者，可选用放疗。早期患者手术治疗总的 5 年生存率可达 80% ~ 90%。

放疗适用于各期宫颈癌，但目前临床主要应用于Ⅰ B3 期、Ⅱ A2 期（所谓的局部晚期宫颈癌）、Ⅱ B 期以上中晚期患者及早期但不能耐受手术治疗者。放疗包括体外照射和腔内治疗，两者联合应用，才能获得理想的疗效。早期病例以腔内放疗为主，体外照射为辅。晚期则以体外照射为主，腔内放疗为辅（对于ⅠA1期仅用腔内放疗即可）。腔内照射用于控制局部病灶，体外照射用以治疗盆腔淋巴结及子宫旁组织等处的转移病灶。对于中晚期宫颈癌患者，同步放化疗（在放疗同时予顺铂等化疗药物进行同步化疗）较单纯放疗可提高疗效，降低复发的风险。手术患者如术后病理存在手术切缘不净、宫旁转移或有淋巴转移等高危因素之一，术后需补充放疗或同步放化疗；术后病理如存在肿瘤较大、淋巴脉管间隙浸润及宫颈深部间质浸润等中危因素者，可选择补充术后放疗或同步放化疗。

化疗主要用于宫颈癌的辅助治疗，对于局部晚期宫颈癌（ⅠB3期和ⅡA2期）患者，尤其是存在局部肿瘤＞4cm的患者可行术前化疗，目的是使肿瘤缩小，便于手术切除，也称为新辅助化疗。不能耐受放疗的晚期或复发转移的患者可行姑息性化疗。

（李　静）

89. 宫颈癌的手术疗效一定好于放疗吗？

很多人固有的观念认为，一旦患癌，手术切除肿瘤才是最好的治疗方式，其实不然。早期宫颈癌患者倾向于选择手术治疗并不是因为手术治疗效果好于放疗，而是因为手术治疗可以保留年轻患者的卵巢功能、性功能以及生育功能，但手术治疗同时也存在手术范围大、术后恢复慢、可引起大小便功能障碍、淋巴水肿等弊端，一些具有不良预后因素的病例如局部肿瘤巨大的ⅠB3、ⅡA2期病例单纯手术疗效较差，人们发现通过术前腔内放疗可改善局部情况，使肿瘤体积缩小，降低手术难度，减少出血量。另外，这些患者如果实行手术，术后 89% 的患者仍然需要术后放疗，所以还是推荐直接行同步放化疗。此外，一部分年龄大、合并严重内外科疾病的患者不能耐受手术治疗，也选择放疗或同步放化疗。

放疗是可以使宫颈癌得到根治的治疗方式，任何期的宫颈癌放疗效果都不比手术差。宫颈癌的放疗历史悠久，技术成熟，疗效可靠。放疗由腔内镭疗开始，至今已超过一个世纪，目前仍是宫颈癌的基本治疗方法之一。根据国际妇产科联盟国际年报，1982—1993 年间在世界范围内，宫颈癌的治疗与放疗有关的病例超过 80%。放疗适应证广泛，各期宫颈浸润癌均可采用放疗，甚至不适于手术的 CIN Ⅲ 患者，亦可采用放疗（单纯腔内放疗即可）；晚期患者、不宜行根治性放疗者亦可采用放疗行姑息性治疗，以改善症状、延长生命。

（李　静）

90. 宫颈癌预后如何？

宫颈癌分期越早，预后越好。5 年生存率是指某种肿瘤经治疗后，能存活 5 年以上患者占所有治疗患者的比例，常用来描述患者预后情况。根据 2006 年国际妇产科联盟（FIGO）的数据，宫颈癌Ⅰ A1 期的 5 年生存率为 97.5%，Ⅰ A2 期 5 年生存率为 94.8%，Ⅰ B1 期 5 年生存率为 89.1%，Ⅰ B2 期（即 2018 年新分期的Ⅰ B3 期）5 年生存率为 75.7%，Ⅱ A 期 5 年生存率为 73.4%，Ⅱ B 期 5 年生存率为 65.8%，Ⅲ A 期 5 年生存率为 39.7%，Ⅲ B 期 5 年生存率为 41.5%，Ⅳ A 期 5 年生存率为 22%，Ⅳ B 期的 5 年生存率为 9.3%。因此，早期发现，早期治疗，能够改善预后。正确选择治疗方法及患者的积极配合，能取得较好的治疗效果。宫颈腺癌、宫颈神经内分泌癌、透明细胞癌等特殊病理类型预后较差。因宫颈治疗后有复发的可能，定期随诊能够及时发现早期复发，尽早治疗能够改善预后。因此，建议宫颈癌患者终生随访。

（李　静）

第八章

祸不单宫颈——HPV 和其他病变

91. HPV 除了导致宫颈癌外，导致其他癌症的比例有多高？

WHO 的研究数据显示，高危型 HPV 感染除了可引起宫颈癌外，还导致全球每年约 3.5 万例肛门癌、1.3 万例阴茎癌、8 500 例外阴癌、1.2 万例阴道癌、2.9 万例口咽癌、4 400 例口腔癌和 3 800 例喉癌，分别占各自癌种全球年新发病例的 88.0%、50.0%、24.9%、78.0%、30.8%、2.2% 和 2.4%。

在 HPV 感染所致癌症中，HPV16/18 型和 HPV16/18/31/33/45/52/58 型引起的癌症分别占 72.4% 和 89.7%，其中 HPV16/18 型引起 70.8% 的 HPV 阳性宫颈癌、87.0% 的肛门癌、72.6% 的外阴癌、63.7% 的阴道癌、70.2% 的阴茎癌和 84.9% 头颈部癌症，而 HPV16/18/31/33/45/52/58 型引起 89.5%HPV 阳性宫颈癌、95.9% 肛门癌、87.1% 外阴癌、85.3% 阴道癌、84.6% 阴茎癌和 89.7% 头颈部癌症（图 1-8-1）。

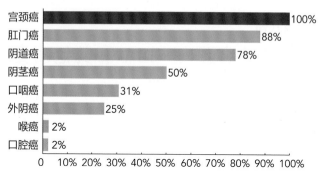

图 1-8-1　HPV 所致疾病和癌症归因比

（金碧霞）

92. 什么是肛门癌，肛门癌与 HPV 关系如何？

广义上的肛门癌包括肛门直肠癌、肛管癌和肛门边缘癌，现在所指的肛门癌是指后两者。肛门癌多发生在肛管或肛缘皮肤上，多为鳞状上皮癌，也有少数为基底细胞癌。生长在齿线的是肛管癌，多见于女性；生长在齿状线下方是肛门周围癌或肛门缘癌，以男性多见。肛管癌常因肛瘘、痔手术瘢痕、湿疣等长期慢性刺激损伤引起。

肛门癌的发病率虽然在一般人群中较低，但在男性和女性中都有稳步上升的趋势。在发达国家，肛门癌的发病率以每年 2% 的上升速度在递增。高危人群包括男 - 男性行为人群（men whosex with men，MSM）、肛门疣或高级别 CIN/VIN 以及外阴和阴道癌病史、免疫缺陷人群如人类免疫缺陷病毒（human immunodeficency virus，HIV）感染者和异体器官移植受者（长期口服免疫抑制剂）。肛门性交是肛门感染 HPV 较常见的方式，但不是 HPV 在肛管中传播的唯一方式。

2012 年美国疾病与预防控制中心的一个报道证实，86%～97% 的肛门部位的癌与 HPV 感染相关。肛门癌与持续性高危型 HPV（如 HPV16 型、HPV18 型）感染尤其相关。例如，丹麦和瑞典的一个超过 60 个病理实验室的肿瘤样本的研究显示，在肛门癌样本中，84% 可检测到高风险的 HPV-DNA，73% 可检测到 HPV16 型。另外，2007 年发表的一篇包含 35 项 HPV 相关肛门癌研究的系统性综述显示，在侵袭性肛门癌的患者中，HPV16/18 型的阳性率接近 72%。

（刘　洋）

93. 肛门癌有何症状，如何诊断，它的治疗原则和预后如何？

接近 45% 的肛门癌患者表现为直肠出血，30% 的患者有疼痛或者直肠肿块的感觉。患者常有肛门部位不适和瘙痒，肛门边缘有小型肿块生长，缓慢疼痛，极轻微，当侵犯到肛管或者括约肌时则有疼痛。病程长后形成溃疡，局部则有触痛。其分泌物稀淡，常混有血丝，溃疡底部有灰白色坏死组织，周边外翻及颗粒状结节很容易结痂、出血，症状可能与痔疮相似。当腹股沟淋巴结肿大时，表现为腹股沟或肛门腺体肿胀。但并非所有病例都有症状，有的症状很小。

美国国立综合癌症网络（NCCN）肛门癌指南专家对肛管癌和肛周癌推荐的临床评估是非常相似的。专家推荐的彻底的检查／评估措施包括：仔细的直肠指诊（digital rectal examination，DRE），肛门镜检查，腹股沟淋巴结触诊，如果临床或者影像发现淋巴结肿大，应行细针穿刺或者切除活检。推荐使用 CT 或者 MRI 对盆腔淋巴结进行评估。这些方法也可提供其他的腹／盆腔器官是否受累，然而 T 分期的评估主要还是通过临床检查。腹部 CT 扫描也被推荐用于评估腹部有无播散。胸部 CT 扫描也应用于评估肺部有无转移。HIV 检测和 CD4 水平的监测也被推荐，因为报道肛门癌患者感染 HIV 的风险很高。由于肛门癌和 HPV 相关，推荐女性患者进行妇科检查，包括宫颈癌筛查。

NCCN 肛门癌专家组认为，在治疗肛门癌时，组建一个包括胃肠病专科医师、肿瘤内科医师、肿瘤外科医师、肿瘤放射科医师和影像科医师的多学科团队是必需的。对肛周癌和肛管癌推荐的治疗是非常类似的，除了一小部分分化好的肛周癌，可以单独行切缘阴性的局部切除。对大多数患者，推荐持续静注氟尿嘧啶/丝裂霉素为基础的放疗或者卡培他滨/丝裂霉素为基础的放疗。对肛门癌的所有患者都推荐行随访临床评估，因为复发后后续的根治性治疗也是有可能的。

肛门鳞癌对于化疗反应有效。在 1996—2009 年间对 105 个行腹会阴联合切除术（abdominoperineal resection，APR）的患者的回顾性研究显示，APR 术后总的复发率为 43%。那些 T_3/T_4 或者累及切缘的患者更容易复发。据报道，APR 术后 5 年生存率为 60%～64%。

（刘　洋）

94. 什么是咽喉癌，咽喉癌与 HPV 关系如何？

咽喉癌是鼻咽癌、口咽癌、喉癌的总称，以鳞状细胞癌常见，且多见于中老年男性。按照发病部位，咽喉癌可分为声门上型、声门型、声门下型和声门旁型。

咽喉癌的致病原因复杂,主要分为三类:①化学致癌物:如烟草和酒精等;②物理致癌因素:如不合适的牙托、义齿,不良的口腔卫生习惯,长期机械性损伤,经常卡鱼刺、骨头等;③生物致癌因素:如人乳头状瘤病毒。

男性生殖器上大多带有 HPV,那么性接触过的器官都有可能感染病毒。欧美国家针对咽喉癌患者做 HPV 检测,发现有相当比例的患者感染了 HPV,所以,他们也把感染 HPV 作为这些癌症的高危因素。但是,我国临床上并不对这些患者做 HPV 检测,所以也不知道是否因其致病。

国际普遍认可,性接触感染 HPV 可导致相应部位的癌症。加上近几年性观念开放,性接触方式多种多样,这样的患者可能会增多。

需要指出,HPV 是导致咽喉癌的其中一种病因,但咽喉癌的主要危险因素还是过多的烟、酒刺激。HPV 感染是否可独立引发咽喉癌、在咽喉癌的发病机制中 HPV 与其他危险因素(烟、酒等)之间如何发生相互作用等方面尚不太清楚,有待进一步医学研究。

(金碧霞)

95. 咽喉癌有何症状，如何诊断，它的治疗原则和预后如何？

咽喉癌的主要症状有：①声音沙哑：喉癌最常发生于真声带，会影响发声，下咽癌末期侵犯喉部时也有沙哑现象；②咽喉异常感：尤其下咽癌常有咽喉单侧异常感；③疼痛：吞咽疼痛，久治不愈；④血痰：咽喉癌表面溃疡出血时痰中带血；⑤吞咽困难：下咽肿瘤持续长大，阻碍食物通过；⑥呼吸困难：喉部肿瘤太大时，阻塞呼吸道；⑦颈淋巴结肿大：发生于淋巴结转移时；⑧其他：如莫明的体重减轻，食欲缺乏。

咽喉癌的诊断一靠症状，二靠仪器。当出现上述症状的一种或几项同时存在时，就可以怀疑是否有咽喉癌。如怀疑咽喉癌，可进一步行 CT 扫描，喉镜 / 动态喉镜、食管镜检查可在镜下取病灶组织活检以明确诊断。

同其他癌症一样，最重要是早期诊断、早期治疗。喉癌第一、二期可接受放射治疗或雷射局部切除，术后仍可自然发声，第三、四期则需接受范围更大的手术或全喉切除，后者需借人工发声器说话。5 年存活率从第一期至第四期分别约为 75%、60%、48%、40%。

咽癌因早期症状不明显，所以容易延误早期发现，晚期侵犯喉部时，只好一并切除喉头，再者因此处淋巴管丰沛，容易有颈部或远隔转移，预后较喉癌差，5 年存活率为 15%～30%。

（金碧霞）

96. 什么是外阴癌，它与 HPV 关系如何？

外阴癌（carcinoma of the vulva）是一种少见的恶性肿瘤，占所有女性生殖道恶性肿瘤的 3%～5%，多发生于绝经后的老年妇女。肿瘤可发生于外阴的皮肤、黏膜及其附件组织，主要病理类型有鳞状细胞癌、腺癌、基底细胞癌、恶性黑色素瘤、肉瘤，还包括转移性癌。

外阴癌近年来患者数明显增多且存在年轻化趋势，40.4% 以上的外阴癌患者 HPV 检测为阳性。外阴癌的年轻化趋势与 HPV 感染密切相关。国内广东地区研究发现，外阴癌以 HPV16 型（88.89%）感染为主，其次为 HPV52 型（18.52%）、HPV58 型（14.81%）、HPV31 型（7.41%）等。研究同时发现，与 HPV 阴性外阴癌比较，HPV 阳性的外阴癌预后相对好。

（刘　洋）

97. 什么是外阴鳞状上皮内瘤变，它与 HPV 关系如何？

外阴鳞状上皮内瘤变（vulvar intraepithelialneoplasia，VIN）是一种发生于女性外阴的较少见的疾病，多无特殊的临床表现，部分患者可产生白色、灰褐色或红色斑丘疹或斑块，可单发或多发。组织学表现为基底膜以上表皮结构极性紊乱或消失，被认为是外阴癌的癌前期病变。根据其不同程度的组织病理学改变将其分为三类，即 VIN Ⅰ（轻度非典型性增生，是指非典型性细胞占 1/3 表皮层）、VIN Ⅱ（中度非典型性增生，是指非典型性细胞占 2/3 表皮层）、VIN Ⅲ（重度非典型性增生，是指非典型性细胞达整个表皮层），又称外阴皮肤原位癌。

在过去 20 年中，其发病率逐年上升，而其发病年龄又逐年下降。这一现象的出现被认为是人乳头瘤病毒（HPV）感染率的逐渐增高所致。到目前为止，已有学者研究证明，HPV 与 VIN 发生和发展密切相关，尤其是 HPV16 型、HPV18 型。VIN 与宫颈鳞状上皮内瘤变（cervical intraepithelial neoplasia，CIN）及阴道鳞状上皮内瘤变（vaginal intraepithelial neoplasia，VAIN）具有相似的病因和发病机制，有时同一个患者可先后发生 2～3

个不同部位的上皮内瘤变（SIL）。

（刘　洋）

98. 外阴癌有何症状，如何诊断？

外阴癌多起源于外阴白色病变，故早期可有瘙痒、溃疡等症状，如不及时诊治，晚期常表现为溃疡型、菜花样或乳头样肿块，表面可因破溃和继发感染而有血性或脓性分泌物，有触痛。有时一侧或双侧腹股沟可触及增大、质硬、固定、无压痛的淋巴结。但需注意，增大的淋巴结并非均为癌转移，未触及增大淋巴结也不能排除淋巴结转移。

外阴癌依靠局部活体组织检查以明确诊断。为了提高活体组织检查的阳性率，可在阴道镜的引导下取活检，以免漏诊。病理组织学检查是外阴癌诊断的主要依据。对晚期外阴癌患者，可通过膀胱镜、直肠镜了解膀胱黏膜或直肠黏膜是否受累。必要时可对临床可疑淋巴结或其他可疑转移病灶行细针穿刺活检。建议常规行宫颈细胞学检测、子宫颈及外阴病灶 HPV-DNA 检测及梅毒抗体检测。

（刘　洋）

99. 外阴癌的治疗原则和预后如何？

外阴癌的治疗方式主要依据组织病理和分期决定。其他需要考虑的因素有年龄、合并症和患者一般情况等。目前治疗方法首选手术治疗。手术治疗包括外阴肿瘤切除术和腹股沟淋巴结切除术，必要时行盆腔淋巴结切除术。晚期患者需行廓清术才能达到足够的手术安全切缘，同步放化疗也是可选的有效治疗方法。由于外阴部潮湿，皮肤黏膜对放射线耐受性差，从而限制了外阴癌的照射剂量，难以达到根治性放疗剂量。因此，外阴癌单纯放疗疗效差，复发率高。放疗通常作为术前新辅助治疗、术后补充治疗或晚期综合治疗的一部分。对于外阴肿瘤体积大，范围广，累及尿道、阴道和肛门的患者，可行术前放疗，以缩小肿瘤体积，利于手术切除、保留器官功能并提高手术疗效。对于术后病理出现手术侧切缘或基底未净、肿瘤距切缘近（< 1cm）、腹股沟淋巴结转移者，应行术后放疗。外阴癌的化疗目前尚无统一方案，化疗和免疫治疗等常用于晚期转移患者或姑息治疗患者。

外阴癌如果能够做到早期诊断、早期治疗，预后较好。目前认为，预后与腹股沟淋巴结转移密切相关，无淋巴结转移者 5 年存活率可达 90%，伴有淋巴结转移者 5 年存活率下降到 50% ~ 60%。其他因素包括分期、淋巴脉管间隙受累及年龄等，也影响患者的预后。复发及远处转移患者如不能手术或放疗，预后极差。

（李　静）

100. 什么是阴道癌，它与 HPV 关系如何？

原发性阴道癌占女性生殖道恶性肿瘤的 1%～2%，占阴道恶性肿瘤的 10%（阴道恶性肿瘤大多为转移性）；癌灶严格局限于阴道，无宫颈癌、外阴癌的临床或组织学证据，或 5 年内无宫颈癌、外阴癌病史。原发性阴道癌 90% 为鳞癌，8%～10% 为腺癌，淋巴瘤、肉瘤和黑色素瘤相当罕见。阴道恶性肿瘤 80% 为转移癌，可来自宫颈、外阴或其他部位的肿瘤，如乳腺癌、子宫内膜癌、滋养细胞肿瘤、卵巢癌、淋巴瘤等。如阴道肿瘤同时合并宫颈癌，应归类为宫颈癌。

阴道癌患者中，HPV 感染率为 65%～70%，比阴道癌前病变的感染率低，但与阴道癌前病变类似的是，HPV16 型也是阴道癌患者中最常见的类型。子宫切除后阴道癌前病变的患者，进展为阴道癌的概率显著高于未行全子宫切除的患者。故在因宫颈癌前病变或宫颈癌切除子宫的患者，千万不要认为切除子宫就没有问题了，切除子宫术后仍应密切随访，警惕阴道癌前病变和阴道癌的发生。

（刘　洋）

101. 什么是阴道鳞状上皮内瘤变，它与 HPV 关系如何？

阴道上皮内瘤变（vaginal intraepithelial neoplasia，VAIN）现称为阴道上皮内病变，分为低级别 VAIN（VAIN Ⅰ）和高级别 VAIN（VAIN Ⅱ 和 VAIN Ⅲ）。VAIN 的发病率为 0.2/10 万 ~ 0.3/10 万，远低于 CIN，占下生殖道上皮内病变的 0.4% ~ 1%。

VAIN 几乎总是伴有游离 HPV 感染，很少进展为高级别 VAIN，高级别 VAIN 是潜在的癌前病变，有必要进行治疗。与 CIN Ⅲ 相比，VAIN Ⅲ 进一步发展所需的时间更长，进展可能性更小。

（刘　洋）

102. 阴道癌有何症状，如何诊断？

阴道癌常见于绝经后和老年女性。阴道癌的主要症状是阴道不规则流血和阴道分泌物增多。妇科检查可无异常发现，或者发现阴道壁僵硬，或局部呈结节状、菜花样、溃疡等。

阴道癌的诊断依靠活检，活检可在门诊进行，肉眼观察阴道无异常时，活检需要在阴道镜下进行，必要时局麻后活检，有些病例可能需在镇静或全麻后方能充分检查和进行活检，尤其是不能耐受疼痛、阴道口狭窄的患者。

（刘　洋）

103. 阴道癌的治疗原则和预后如何？

阴道癌的治疗因遵循个体化治疗的原则，依据患者年龄、疾病分期、病灶部位等确定治疗方案，采用放疗或手术治疗。总体上，阴道上段癌可参照宫颈癌的治疗，阴道下段癌可参考外阴癌的治疗。放射治疗适用于Ⅰ～Ⅳ期所有病例，是大多数阴道癌患者首选的治疗方法。放射治疗包括腔内及体外照射两部分。原发阴道癌早期患者可选择手术治疗，对病灶累及阴道上段的Ⅰ期患者，可行广泛全子宫切除术＋阴道上段切除术＋盆腔淋巴结切除术；对病灶累及阴道下段的Ⅰ期患者，可行阴道及外阴切除术＋腹股沟淋巴结清扫术，必要时切除部分尿道并同时行会阴成形术。病变位于阴道中段或病变范围广且浸润深，可行广泛全子宫切除术、全阴道切除术、腹股沟和盆腔淋巴结切除术（仍首先建议放疗或同步放化疗）。对晚期患者合并直肠阴道瘘或膀胱阴道瘘，可行盆腔器官廓清术。阴道癌单纯化疗的疗效不佳，常用于与放疗的同步化疗，静脉化疗多用于复发或转移癌的治疗。常用药物有顺铂、平阳霉素、丝裂霉素、氟尿嘧啶、异环磷酰胺、紫杉醇等。

阴道癌的预后与分期、病理类型、组织分级、病灶部位和治疗方法相关。根据《中国常见妇科恶性肿瘤诊治指南（2019）》，阴道癌 Ⅰ～Ⅳ 期患者 5 年生存率分别为73%、48%、28% 和 11%。

（李　静）

104. 什么是生殖器湿疣，有何症状，它与 HPV 关系如何？

生殖器湿疣又称尖锐湿疣，是人乳头瘤病毒（HPV）感染人生殖器及附近表皮引起的皮肤、黏膜良性增生性疾病，是临床最常见的性传播疾病之一。目前，该病在治疗方面尚无有效的抗病毒药物，且多数治疗为有创性疗法，且疼痛大、复发率高，皮损长期反复发作加之各种疗法的不断刺激，还可能诱发癌变。

（1）症状：当发现生殖器湿疣时，约 70% 患者无自觉症状，少数患者可自觉瘙痒、异物感、压迫感或灼痛感，可因皮损脆性增加、摩擦而发生破溃、浸渍、溃烂、出血或继发感染，严重影响生活质量。

（2）体征：病变部位以性交时容易受损伤处多见，如会阴处、大小阴唇、肛门周围、阴道前庭、尿道口，也可累及阴道和子宫颈。病变特点是局部有乳头状突起，随病变进展，病灶逐渐增大、增多，可表现出菜花状、鸡冠状或团块状。

外生殖器湿疣由多种类型的 HPV 感染引起，主要是低危型 HPV 感染。最常见的类型是 HPV6 型，大约 1/4 的湿疣可检出 HPV11 型。外生殖器湿疣常伴有子宫颈和 / 或阴道的 HPV 感染，而且这些病变多是低级别病变，可自然消退。但是，在某些病例中，生殖器疣表现为数量增多和体积增大，而不会自发消失。外生殖器疣可发生于各年龄段患者，但主要见于年轻性活跃期人群，在人群中的发生率约 1%。多数患者的生殖器疣很小，且由于解剖学位置特殊而常常不被注意到。当患者注意到病灶或者产生症状时，人们就开始求医。

（刘　洋）

105. 生殖器湿疣如何诊断和治疗？

生殖器湿疣的诊断可通过肉眼或阴道镜检查发现。活体组织检查可确诊。

对于有临床症状和体征表现的生殖器尖锐湿疣，建议进行治疗。治疗方式包括药物治疗、消融治疗、切除治疗等多种方式。对于小而孤立存在的病变，也可谨慎地长期观察。如果疣体增大、持续存在，或者治疗后失败的病例，则需要活检再次明确诊断并排除癌前病变或癌的可能。

（刘　洋）

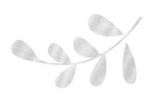

第九章
放开那个孩子——HPV 与妊娠

106. 妊娠期会感染 HPV 吗?

会,而且感染率可能比非孕时更高。

妊娠后,准妈妈的免疫功能会明显下降,成为各种病毒的易感人群,其中也自然包括 HPV。同时,妊娠期处于高激素状态(hCG、雌激素、孕激素),使 HPV 复制活跃;此外,妊娠期盆腔充血、阴道分泌物增加,也利于 HPV 的生长。这是导致妊娠期 HPV 感染较非孕时明显增加的主要原因。

研究表明,妊娠期不论是高危型 HPV 还是低危型 HPV,母体感染率均高于非妊娠期,如同时有妊娠合并症(妊娠合并糖尿病等),感染率增加。Nobbenhuis 等发现,因免疫状态不同,早、中、晚妊娠期感染率分别为 50%、44%、45%,产后随着机体的低免疫状态逐渐恢复,病毒清除能力提高,HPV 感染率下降(约31%)。

因此,妊娠期性生活时,建议准妈妈们使用避孕工具加强自我保护，一定程度上可以降低 HPV 感染的风险。

（王　晨）

107. HPV 感染会影响妊娠吗？

一听到"HPV 感染"，很多准妈妈便感到恐慌。其实，单纯的 HPV 感染对妊娠的影响比较小，多数可以平稳地度过妊娠期。但是，如果发现了 HPV 感染，还是需要提高警惕，了解以下相关注意事项，做到知己知彼。

（1）妊娠期 HPV 感染增加其他细菌和病毒的易感性，导致阴道内菌群失调，使细菌性阴道病、沙眼衣原体等病原体感染风险明显增加，从而一定程度上增加了胎膜早破、宫内感染的风险。因此，有感染的准妈妈要更加注意个人卫生，对于阴道炎做到早发现、早治疗，有备无患。

（2）高危型 HPV 与宫颈癌及癌前病变有关，因此一定要同时行宫颈细胞学检查以明确宫颈有无病变，避免因妊娠而延误病情。

（3）低危型 HPV 感染和尖锐湿疣有关。因此，感染低危型 HPV 的准妈妈一定要明确是否有尖锐湿疣。严重低危型 HPV 感染的妊娠妇女可能出现多发性的巨大下生

147

殖道疣状物，数目多、病灶大、多区域，对继续妊娠造成一定影响，必要时需要接受治疗。

（王　晨）

108. HPV 感染会影响备孕吗?

关于 HPV 感染对妊娠的影响，前面已经有了答案。那么，"感染了 HPV，还能怀孕吗？"成了一个困扰很多人的问题。

专家给我们的建议是：不是绝对禁忌，但是建议完善宫颈癌筛查，排除宫颈病变及下生殖道尖锐湿疣等病变后再妊娠。

目前，宫颈癌筛查已经纳入了常规体检、孕前检查的项目中，计划妊娠的准妈妈最好在妊娠前 1 年内，在进行宫颈防癌筛查（通常是 TCT）的同时，完善 HPV 的筛查，结果正常后计划妊娠。如果意外妊娠，没有进行检查，建议在第 1 次产前检查时检查。

（王　晨）

109. 妊娠期 HPV 感染会影响胎儿发育吗？

1956 年学者提出了 HPV 母婴传播的概念，但现在其具体机制仍不明确。HPV 可能在精子或卵细胞中就存在，也有可能通过胎盘屏障导致胎儿发生宫内感染。在围生期，HPV 主要通过产道引起胎儿感染，研究表明，经阴道分娩的新生儿 HPV 感染率可能高于剖宫产新生儿。

和其他病毒一样，妊娠期 HPV 感染也可能会导致胎儿生长受限、胎儿窘迫及新生儿高胆红素血症等，进而发生流产、死胎及死产等，但这种风险并不比其他类型的病毒高，且目前缺乏大样本的研究来证实。如果您是一位存在 HPV 感染但不存在任何疾病的准妈妈，不用过于担心病毒会对您的宝宝造成伤害，定期产检非常重要。

（王　晨）

110. 妊娠期 HPV 感染会影响分娩吗？

"感染了 HPV 就必须剖宫产"，这种曾经很流行的观念随着科学研究的进步早就被淘汰啦！

像其他许多种存在母亲体内的病毒一样，宝宝除了在分娩的过程中感染，妊娠期在母亲的子宫里、产后通过母乳都有一定感染的可能性（现有报道约为 2.5%）。目前研究发现，HPV 感染对胎儿及新生儿的影响主要发生在低危型 HPV，尤其是 HPV6 型、HPV11 型。高危型 HPV 感染是否引起新生儿畸形目前尚未见报道。如果母亲在妊娠期感染低危型 HPV，那么宝宝可能发生喉乳头状瘤、结膜乳头状瘤和生殖器疣，但发生率相当低。近年来的研究表明，剖宫产也并非 100% 能规避新生儿感染 HPV 的风险；反之，经阴道分娩并非一定会使新生儿感染 HPV 而发生呼吸道乳头瘤病。

因此，HPV 感染并非剖宫产的指征，妊娠合并尖锐湿疣也不是必须要剖宫产。除非生殖道多处、巨大疣状赘生物阻碍产道的，可根据具体情况酌情考虑放宽手术指征，具体情况需要咨询产检医师。

（王　晨）

111. HPV 感染妊娠妇女会导致新生儿感染吗？

孕妇感染了 HPV，宝宝一定感染吗？那可不一定。

目前，国内外相关的研究虽然比较多，但是研究的结果差异较大，所以并没有一个定论。有研究表明，在妊娠期 HPV 阳性的妊娠妇女中，新生儿 HPV 阳性率为 5% ~ 72%。但专家也同时发现，HPV 阳性的新生儿多可自行清除病毒，很多宝宝在出生以后会靠自己的免疫力将病毒"驱除"。

如果婴幼儿发生 HPV 感染，最严重的后果是婴幼儿反复发作性喉乳头状瘤病，主要是由 HPV6 型和 HPV11 型感染引起，因阻塞呼吸道、反复发作而严重影响婴幼儿生活质量，这种病也可于青少年期发病，具有多发、易复发、难以根治的特点，表现为反复出现的声音嘶哑、呼吸不畅、呼吸困难等，查体可见咽部有散在粟粒状至绿豆大小的息肉状或菜花样赘生物。但是这种病的发病率很低，在活产儿中仅为 4.3/10 万。

因此，即便孕妇感染了 HPV，绝大多数可以生出健康的宝宝。

（王　晨）

112. 妊娠期发现 HPV 感染怎么办？

妊娠了发现 HPV 感染，别急，首要的还是要明确是哪种 HPV。

妊娠期发现了低危型 HPV 感染，尤其是 HPV6 型和 HPV11 型，最重要的是要先诊断有无尖锐湿疣。对于妊娠期的尖锐湿疣，其治疗仅为去除外生疣体，改善症状和体征，CO_2 激光治疗是目前认为最安全、可靠的方法。但是妊娠期生殖道充血、水肿明显，易出血，物理治疗并不能一次性清除病灶，对体积较大的疣体也可考虑手术切除。小的病灶可以观察，在分娩后随着母体免疫力的提高，疣体可逐渐缩小或消退。

如果发现高危型 HPV 感染，孕妇也应进行常规宫颈癌筛查，明确有无宫颈癌前病变及宫颈癌。筛查方式与非妊娠妇女基本相同，常用筛查方法包括细胞学检查、阴道镜检查及宫颈活检（详见"70. 宫颈癌筛查的方法有哪些？"）。妊娠不是宫颈癌筛查的禁忌证，目前认为阴道镜检查对孕妇来说基本上是安全的，同时也是诊断宫颈病变最重要的手段！所以孕妇们千万不要怕影响宝宝而躲避检查，别忘了，母亲健康才是给宝宝最好的爱。

但是，由于目前没有特别有效而安全的药物，所以妊娠期不推荐用药物治疗 HPV 感染，还是建议准妈妈们保持好的心情、健康的饮食习惯和生活方式，靠自身免疫力来战胜病毒。

（王　晨）

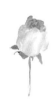

第十章
报告在手，病情全懂——检查报告的阅读

113. 怎么看 HC2 HPV-DNA 检测报告单？

目前临床上应用最广的检查女性感染 HPV 的方法主要包括 HPV 分型检测和 HPV 定量检测。其中，HPV 定量检测最常用的方法是第二代杂交捕获技术（HC2）。该项检查通过检查宫颈或者阴道脱落细胞中 DNA 的 HPV 基因片段的量（比色分析）来判断细胞内 HPV 的含量。结果 < 1 为阴性，> 1 为阳性，临床上 HPV 定量最高可达 5 000 ~ 6 000。注意，由于该项检查的局限性，测量结果没有 0，即使是一杯没有病毒的白水做检测，最终的检查结果也是 < 1 且 > 0（图 1-10-1）。

北京市医疗机构临床检验结果报告单

病 案 号：

T微生物分子室　　　医嘱名称：杂交捕获-化学发光　　检验编号：

姓 名： NAME:	登记号： REG. NO:	科 别：妇产科门诊 DEPT:	出生日期： BIRTH DATE:		流 水 号：81 EPISODE:
性 别：女 GENDER:	病房号： WARD NO:	申请医师： DOCTOR:	标本类型：宫颈刮片或男性分泌物 SPECIMEN:		PRI. DIAG.:
年 龄：36岁 AGE:	床 号： BED NO:	申请日期： REG. DATE:	采集时间： COLL. TIME:		

项目名称	缩写	结果	扩展结果	单位	参考范围
1 HPV16, 18型		623.06			<1.00
2 其他12种高危型		16.65			<1.00

备注：　　　　　　　　　　　　　　　　　　　　　　签名：

接 收 者： REC. USER:	检验者： EXMAMINER:	审核者： CHECKER:
接收时间： REC. TIME:	审核时间： AUTH. TIME:	打印时间： PRIN. TIME:

注：本报告仅对本标本负责，结果供医师参考，如有疑问请及时与检验科联系。
含"*"项目为北京市互认项目

图 1-10-1　HC2 HPV-DNA 检测报告单

（吕讷男）

114. 什么是HPV病毒载量，病毒载量越大越危险吗？

HPV 检测中，定量数值是否有意义呢？是否数值越高，越容易发生宫颈癌呢？并不是这样的。比如采用相对光单位/临床阈值（RLU/CO）来检测高危型 HPV 的第二代杂交捕获技术（HC2）。不少人误认为 RLU/CO 值越高，情况越严重；而 RLU/CO 值越低，情况越轻。事实上，只要 HPV 阳性（RLU/CO ≥ 1.0），无论 RLU/CO 值高低，均可导致宫颈癌前病变或者宫颈癌。总之，HPV 检测值高低和病变严重程度之间无绝对的对应关系。但是，临床观察发现，如果病毒载量 > 1 000 时，常常可以检查到宫颈细胞学改变，进而明确宫颈癌前病变或者宫颈癌。同时，病毒载量高低和癌前病变程度并不完全成正比。研究表明，针对每一个感染 HPV 的个体，病毒载量的变化可以部分说明疾病治疗的效果和转归。病毒载量 < 1 相对于高的病毒载量，常常提示患者预后良好。

（吕讷男）

115. 怎么看 HPV 基因分型检测报告单？

目前临床上比较常用的 HPV 检测方法包括 HPV 分型检测和 HPV 定量检测。HPV 分型检测又包括多种检测方法，有病毒分组检测方法和单一病毒分型的检测方法。下面对各种 HPV 检测结果报告进行举例说明。

罗氏 cobas 4800 HPV-DNA 检测系统能提供 HPV16 型、HPV18 型和其他 12 个高危 HPV 亚型汇总的结果。它是把 16/18 型 HPV 检测分为一组（16/18 组），另外的高危 HPV 型别分为一组（HR 组），检测结果常常为 16/18 组阳性、HR 组阳性或者二组均为阳性。Aptima HPV-mRNA 检测是美国 FDA 第一个认证的 HPV mRNA 检测技术，包括两种检测试剂盒——Aptima HPV（14 种高危亚型）和 Aptima HPV16，18/45 分型检测。与第一代 HPV DNA 检测试剂相比，有相同的临床灵敏度和阴性预测值，但有更好的临床特异性和阳性预测值（图 1-10-2）。Cervista

XX 医院

人乳头瘤病毒HPV E6/E7 mRNA检测

标本编号：	姓　名：		登记号：	
性　别：女	送检科室：	妇科微创门诊	病案号：	
年　龄：	送检医师：		送检日期：	
取样日期：	患者电话：		出生日期：	/ /
送检医院：			患者地址：	

检测HPV高危型：16,18,31,33,35,39,45,51,52,56,58,59,66,68

检测结果：	HPV HR：	阳性
	HPV 16：	阴性
	HPV 18/45：	阴性

结果分析提示：

1. 高危型人乳头瘤病毒（HPV）的持续感染是引起宫颈癌的主要病因，高危型HPV E6/E7 mRNA 检测是宫颈病变及宫颈癌筛查的重要手段。
2. HPV阴性者请1年后复诊。复诊结果仍为HPV阴性，随访间隔可以延至3~5年。
3. HPV阳性者请医师结合宫颈脱落细胞学检测结果决定是否进行下一步检查和处理。
4. 该结果仅对本次样本负责。

报告医师：　　　　　　　审核医师：　　　　　　　报告日期：

图 1-10-2　14 种 HPV 分型检测报告

试剂盒通过分组的办法，分成 A5/A6（HPV51 型、HPV56 型、HPV66 型 ）、A7（HPV18 型、HPV39 型、HPV45 型、HPV59 型、HPV68 型 ）、A9（HPV16 型、HPV31 型、HPV33 型、HPV35 型、HPV52 型、HPV58 型）三组进行检测。如果一个女性感染了 HPV16 型，这种报告只能提示 A9 组型别有感染，但是看不出来到底是 16 型还是 31 型、33 型、35 型、52 型或 58 型感染。目前此方法较少见。

　　目前临床上应用最广泛的是单一病毒分型的检测方法，包括 16 种 HPV 分型检测、23 种 HPV 分型检测和 26 种 HPV 分型检测等多种单一病毒分型检测方法。在 HPV 单一分型检测方法中，检测结果常常为单个 HPV 分型阳性或者多个 HPV 分型的阳性。这种方法比上面两种分型更为准确，可定位至各亚型。以 23 种 HPV 分型检测为例，它可对 23 种 HPV 进行精准分型，包括 18 种高危型 [HPV16 型、HPV18 型、HPV31 型、HPV33 型、HPV35 型、HPV39 型、HPV45 型、HPV51 型、HPV52 型、HPV53 型、HPV56 型、HPV58 型、HPV59 型、HPV66 型、HPV68 型、HPV73 型、HPV83 型、MM4（HPV81/82 型）] 和 5 种低危型（HPV6 型、HPV11 型、HPV42 型、HPV43 型、HPV44 型）。图 1-10-3 为报告单，在阳性型别的位置会标识出蓝点。

打印日期：2021-01-04

人乳头瘤病毒(HPV)基因分型检测(23分型)

北京市医疗机构临床检验结果报告单

核酸室

姓 名：		登记号：		科 别：		检验编号：			流水号：	
性 别：	女	病 区：		申请医师：		采样日期：			年 龄：	45岁
病案号：		床 号：		申请日期：	—	采样时间：			出生日期：	
						标本种类：	分泌物		初步诊断：	—

检验项目	缩写	结果	参考值	检验项目	缩写	结果	参考值
高危型人乳头瘤病毒-16	HPV16	*阳性**	阴性	高危型人乳头瘤病毒-59	HPV59	阴性	阴性
高危型人乳头瘤病毒-18	HPV18	阴性	阴性	高危型人乳头瘤病毒-66	HPV66	阴性	阴性
高危型人乳头瘤病毒-31	HPV31	阴性	阴性	高危型人乳头瘤病毒-68	HPV68	阴性	阴性
高危型人乳头瘤病毒-33	HPV33	阴性	阴性	高危型人乳头瘤病毒-73	HPV73	阴性	阴性
高危型人乳头瘤病毒-35	HPV35	阴性	阴性	高危型人乳头瘤病毒-82	HPV82	阴性	阴性
高危型人乳头瘤病毒-39	HPV39	阴性	阴性	低危型人乳头瘤病毒-6	HPV6	阴性	阴性
高危型人乳头瘤病毒-45	HPV45	阴性	阴性	低危型人乳头瘤病毒-11	HPV11	阴性	阴性
高危型人乳头瘤病毒-51	HPV51	阴性	阴性	低危型人乳头瘤病毒-42	HPV42	阴性	阴性
高危型人乳头瘤病毒-52	HPV52	阴性	阴性	低危型人乳头瘤病毒-43	HPV43	阴性	阴性
高危型人乳头瘤病毒-53	HPV53	阴性	阴性	低危型人乳头瘤病毒-44	HPV44	阴性	阴性
高危型人乳头瘤病毒-56	HPV56	阴性	阴性	低危型人乳头瘤病毒-81	HPV81	阴性	阴性
高危型人乳头瘤病毒-58	HPV58	阴性	阴性				

声明：1. 本检测结果可能受到采样时间、采样部位及方法学局限性等
因素影响，结果需结合临床进行分析。
2. 此报告仅对该标本负责。
检测方法：实时荧光PCR法。

备注：检测下限：$1×10^4$ copies/ml

接收时间：	报告日期：	检验者：	审核者：

图 1-10-3　23 种 HPV 分型检测报告单

　　上述分型检测中，阳性结果只表示 HPV 的感染，但不表示病毒的载量。同时，出现阴性结果也不能完全除外病毒感染，因为当病毒含量极低的时候，分型检测结果可能为阴性，但当病毒复制再度活跃后，分型检测就可能再次阳性。此外，目前分型检测最多检测到的病毒分型大约30 种，如果感染的恰巧是这 30 种分型之外的高危型 HPV，仍可以表现为宫颈细胞学异常或者阴道镜检查宫颈活检病理的异常，但 HPV 检测结果却是阴性的。

（吕讷男）

116. 感染的 HPV 类型越多越危险吗？

目前感染 HPV 的型别中，最危险的是 16 型，因为 16 型感染有时可以在短短数年中达到宫颈癌；最阴险的是 18 型，因为 18 型 HPV 常常累及宫颈管腺体的腺细胞，导致隐匿性宫颈管内病变，阴道镜检查常常忽视该病变。除了 16 型、18 型 HPV 之外，52 型、58 型、31 型、33 型和 45 型 HPV 也属于高危型别中比较危险的型别，其中 52 型和 58 型在我国女性感染 HPV 中所占比例仅次于 16 型和 18 型 HPV 的感染。一般意义上讲，同时感染多种类型的 HPV 常常更容易或者更快地导致宫颈癌前病变。研究指出，感染 ≥ 3 个高危型别的 HPV 导致的宫颈上皮内瘤变 HSIL 比例大于单一型别 HPV 感染导致的 HSIL。但是，如果是单一 16 型或者 18 型感染，有时候产生宫颈癌前病变的程度会更为严重，甚至导致宫颈癌。

（吕讷男）

117. 怎么看 TCT 报告单？

TCT 是薄层液基细胞学检查，它的报告主要是描述性诊断，即看见什么说什么。TCT 报告分为 3 个部分：第一

宫颈癌与 HPV 疫苗

部分为标本满意度；第二部分为病原体；第三部分为报告意见（图 1-10-4）。

DNA 辅助型
宫颈细胞学检查申请单

以下由临床医师填写

登记号：＿＿＿＿＿＿＿＿　　　　　　　　细胞学号：＿＿＿＿＿＿
送检时间：2021-03-16　　　送检科室 妇科肿瘤门诊*　　　病历号：＿＿＿＿＿＿
姓名：＿＿＿＿＿＿　年龄：30岁　　　　电话：＿＿＿＿＿＿
末次月经：＿＿＿　　　　　　　　绝经：☐ 是　☐ 否
其他情况（请选择相符合的项目）
☐ 注射/ 口服避孕药　　☐ 怀孕　　　☐ 不正常流血　　☐ 放/化疗　　☐ 卵果切除后
☐ 雌激素 治疗　　　　☐ 产后4个月　☐ 阴道排液　　　☐ 宫颈锥切　　☐ 子宫切除
☐ 宫内节 育器　　　　☐ 哺乳期　　☐ HPV感染　　　☐ 子宫次全切　☐ 其他＿＿＿＿

其他临床所见及诊断：＿＿＿＿＿＿＿＿＿＿＿＿＿＿＿＿＿＿＿
既往细胞学检查日期及结果：＿＿＿＿＿＿＿＿＿＿＿＿＿＿＿＿＿
送检医师

温馨提示：请您及时领取检验报告，正确指导下一步就诊。本检查结果超过半年，
即失去检查意义。我院纸质报告予以保留半年。
请将此单交回检查医师

以下由细胞病理医师填写

标本满意度：☐ 满意：☐ 宫颈管细胞　　　　☐ 需重新取样：☐ 鳞状细胞<5000 个
　　　　　　　☐ 化生细胞　　　　　　　　　　　　☐ 不清晰细胞>75%
☐ 未见上皮内病变细胞或恶性细胞：
其他非肿瘤性改变：☐ 炎症反应　　　☐ 萎缩　　　　☐ IUD 反应
　　　　　　　　　☐ 宫内膜细胞　　☐ 放疗反应　　☐ 有腺细胞（子宫切除术后）
☐ 微 生 物：☐ 真菌　　☐ 滴虫　　☐ 疱疹病毒　　☐ 菌群转变　　　　☐ 放线菌

鳞状上皮细胞异常　　　　　　　　　　　　　　　　腺上皮细胞异常
☐ 非典型鳞状细胞：☐ 不能明确意义　　　　　　☐ 非典型腺细胞：☐ 宫颈管　☐ 宫内膜
　　　　　　　　　☐ 不除外上皮内高度病变　　　（无具体指定）　☐ 难确定来源
☐ 鳞状上皮内低度病变　　　　　　　　　　　　　☐ 非典型腺细胞：☐ 宫颈管　☐ 难确定来源
☐ 鳞状上皮内高度病变　　　　　　　　　　　　　（倾向瘤变）
　　　　　　　　　　　　　　　　　　　　　　　☐ 预管原位腺癌
☐ 鳞状细胞癌　　　　　　　　　　　　　　　　　☐ 腺癌：☐ 宫颈管　☐ 宫内膜　☐ 子宫以外
　　　　　　　　　　　　　　　　　　　　　　　☐ 不能确定来源
☐ 其他恶性肿瘤＿＿＿＿＿＿＿＿＿＿＿＿＿

DNA 倍体检测结果（报告详见背面）
☐ 未见 DNA 倍体异常细胞
☐ 可见 DNA 倍体异常细胞：☐DNA 倍体异常细胞数≤2 个　　☐DNA 倍体异常细胞数≥3 个

报告意见：＿＿＿＿＿＿＿＿＿＿＿＿＿＿＿＿＿＿＿＿＿＿＿＿＿＿＿

报告医师：＿＿＿＿＿＿＿　　　　　　日期：＿＿＿＿年＿＿＿月＿＿＿日
子宫颈细胞学是以筛查宫颈鳞状细胞癌及鳞状上皮内病变为目的的检查，可有假阴性或假阳性结果。
新的技术，如液基制片可以减少但不能完全排除假阴性结果。为减少假阴性结果推荐进行定期检查。
　　　　　　　　　　　　　　　　　　　　　　　　　此报告单请妥善保管，遗失不补

图 1-10-4　TCT 报告

（1）标本满意度：分为满意和不满意。不满意的标本需要重新取样，是否满意需要看以下 3 个方面。

1）细胞量：宫颈脱落细胞取材量如果不足，就会影响诊断的精确度，也不能准确地反映病情。通常细胞量 > 5 000 或者细胞量 > 40% 被视为满意。

2）颈管细胞：有颈管细胞，说明取宫颈脱落细胞的时候取到了颈管细胞，标本取材满意。如果颈管细胞阴性，提示有可能没有取到颈管细胞，所取的标本不够满意。

3）化生细胞：是柱状上皮向鳞状上皮化生的一种中间状态的细胞，是宫颈修复的一种表现。无论标本中有无化生细胞，均不影响标本的满意度。有化生细胞，表明宫颈是在修复的过渡期。

（2）病原体：在所取到的细胞中，可能会存在各种病原体。通常会报告下列病原体是否存在，包括滴虫、霉菌、疱疹病毒、HPV 等，如果出现了上述某一种病原体感染，应及时就医。

（3）报告意见：这部分是 TCT 报告中最重要的部分，也是大多数人拿到报告后最先关注的部分，通常会有下列几种表达。

1）未见上皮内病变或恶性病变（negative for

intraepithelial lesion or malignancy, NILM）：这表示未发现宫颈病变，定期复查细胞学即可。

2）无明确诊断意义的非典型鳞状细胞（atypical squamous cells of undetermined significance，ASC-US）：可以说ASC-US是一种提醒、一种警示，是病理科医师告诉我们可能存在有异常的风险。您可以理解为目前检查结果不能诊断为正常，而且有异常的风险，建议进一步检查或需要重视随访。出现ASC-US可以有很多原因，可能是炎症引起，也可能是癌前病变甚至是癌症引起，绝大多数的ASC-US是没有问题的，但是依然需要我们引起重视。

当出现ASC-US这样的结果时，可以进行以下检查及处理：①如果您仅仅做了TCT，没有做HPV检测，那您可以做个HPV分型检测，如果HPV阳性，需要进一步行阴道镜检查；如果HPV阴性，可以6～12个月后复查细胞学；②也可直接行阴道镜检查；③6～12个月后复查细胞学。

3）非典型鳞状上皮细胞不除外高级别鳞状上皮内病变（atypical squamous cells cannot exclude high-grade squamous intraepithelial lesion，ASC-H）：虽然不能明确意义，但是倾向有宫颈癌前病变的存在，出现这样的结果时应行阴道镜检查及可疑病灶处活检。

4）低级别鳞状上皮内病变（low-grade squamous intraepithelial lesion，LSIL）：提示有异常细胞，需要进一步行阴道镜检查及可疑病灶处活检。

5）高级别鳞状上皮内病变（high-grade squamous intraepithelial lesion，HSIL）：提示结果比 LSIL 还要重一些，必须行阴道镜检查及可疑病灶处活检，必要时也可直接做诊断性锥切。

6）腺细胞异常包括以下几种：①非典型腺细胞（atypical glandular cells，AGC）；②非典型腺细胞倾向瘤变；③颈管原位腺癌。

尽管 AGC 不常见，通常为良性状态所致，但是应充分意识到：AGC 可能与宫颈腺癌、子宫内膜腺癌、卵巢腺癌、输卵管腺癌等相关，应该高度重视。发现腺细胞异常时，必须行以下检查，包括 HPV 检测、阴道镜检查、颈管检查及必要时的子宫内膜检查。

7）鳞状上皮癌（squamous cell carcinoma，SCC）或腺癌：这提示宫颈可能有癌变，应及时行阴道镜下的宫颈多点活检，及时就医，尽快治疗。

需重点说明：TCT 仅是细胞诊断，若需明确诊断，一定要依据活体组织病理检查结果。

（吕讷男）

118. 怎么看阴道镜报告单?

(1)阴道镜报告中应说明转化区类型(转化区是宫颈病变的好发区)。转化区有 3 种类型:

Ⅰ型转化区:转化区全部可见(转化区内界在宫颈阴道部),病变边界全部可见。

Ⅱ型转化区:转化区有部分伸入宫颈管内,但借助辅助工具仍可看到转化区上界和病变上界。

Ⅲ型转化区:转化区有部分伸入宫颈管内或全部在宫颈管内,借助辅助工具也不能看到全部转化区和全部病变,或转化区和病变全部不可见。

(2)阴道镜报告中应该说明阴道镜检查是否充分。符合以下条件者报告阴道镜检查充分:宫颈阴道部可见,没有炎症、药物、损伤的干扰。

(3)对阴道镜拟诊结果的解读:

HSIL(高级别鳞状上皮内病变):说明阴道镜医师认为您的宫颈上皮有可能有 CIN Ⅱ ~ Ⅲ 的病变(这是宫颈癌前病变)。这种病变如不及时治疗,8 ~ 12 年后癌变的可能性是 20%。

LSIL(低级别鳞状上皮内病变):说明阴道镜医师认为您的宫颈上皮可能有 CIN Ⅰ,或只是 HPV 感染。LSIL 算不上是癌前病变,70% 的 LSIL 可以自行逆转回正常,也有 15% CIN Ⅰ 在未来数年逐渐进展到 CIN Ⅱ~Ⅲ。因此，多数 LSIL 可以密切随访观察，加重者治疗；一些有高危因素的 LSIL 也可当机立断及时治疗。

（吕讷男）

119. 怎么看宫颈锥切的病理报告？

通常在存在相对重一些的宫颈病变的情况下，患者才会去做锥切手术。如果您做了宫颈锥切——当然包括各种锥切 [比如 LEEP 或 CKC，详见 "51. 宫颈环状电切术（LEEP）和冷刀锥切术（CKC）有什么区别，各有何优缺点？"]——在忐忑之中拿到了病理报告，上面一大段一大段的描述，甚至还有一张彩色的图，您认识上面所有的字，可连起来就是不能明白什么意思。近期又没有时间去看医师，苦恼与困惑一拥而上。别急，下面我就来讲解看锥切病理报告的基本方法，也就是什么情况下您能够舒一口气，等有时间在去看医师；什么情况下需要调整工作，先去看医师。

首先，能看懂我写的这些东西的同学们一定学过基本的几何课，那么大家首先要了解锥切切下来的部分是个圆锥形。这个圆锥形的组织（就像个小宫廷窝窝头）通常高

165

宫颈癌与 HPV 疫苗

矮胖瘦不同。在做手术时，医师会在上面做个标记，通常会在 12 点的位置缝线作标记，以告诉病理科医师从哪个位置开始算。当这个小"窝头"送到病理科，病理科医师会把它打开，铺成一个扇形，锥尖（也就是扇柄方向）是宫颈内口水平，锥底（也就是扇面方向）是宫颈外口水平。病理科医师会根据手术医师的标记，从 12 点开始，进行切片。一般切成 12 份，就像有 12 个扇骨（图 1-10-5）。如果您的宫颈有点大，就是个大"扇子"，病理科医师怕有遗漏，可能会切成 24 份。每一份"扇骨"都要在显微镜底下仔细观察，所以您看到的报告通常是：①描述锥形的锥底直径，锥高多少；②（1～12 点）具体有问题的位置的描述。

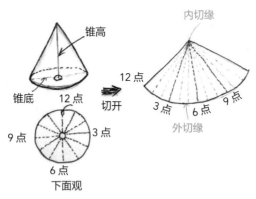

图 1-10-5　锥切示意图

166

那么问题来了，怎样的描述提示我必须马上看医师呢？如果描述中有宫颈上皮内高级别病变（HSIL、CIN Ⅱ～Ⅲ 或 CIN Ⅲ）等字样，甚至是癌（无论是否可疑），都建议您尽快就诊。如果均为低级别病变（如 LSIL 或 CIN Ⅰ 等字样），则可先忙些自己的事情。

如果病理为宫颈炎，需要立刻治疗吗？说实话，每个病理报告几乎第一句话都是"慢性宫颈炎及宫颈内膜炎"，所以，如果仅提示宫颈炎，您大可安睡了，如果没有分泌物增多，没有不规则阴道出血，建议还是不要乱用药治疗，反而破坏了阴道的正常环境。

有什么特殊情况需要注意呢？如果您的病理报告有可疑提示，比如某点不除外高级别病变（HSIL），建议做免疫组化（IHC）协助诊断，那您需要有空时去病理科补交免疫组化的费用，来明确诊断。

还有什么特殊情况呢？以上所说的都是指的宫颈鳞状上皮的病变，那么大家知道宫颈上皮还有另外一种组成成分——腺上皮（听起来就有点毛毛的感觉！）。鳞状上皮是平平的，就像方砖铺的路，腺上皮通常坐落于宫颈口处，就像一小块草坪。现在如果有腺上皮的癌前病变，通称为宫颈"原位腺癌"。是不是看起来有点可怕了？的确，如果您的病理中有这样的字眼，还是请假去找专业医师看下吧。虽然"原位腺癌"并不是癌，仍然处于癌前病变的阶段，但是和之前的鳞状上皮病变比起来，处理更需要及时和技术水平。

（韩　超）

120. 宫颈锥切病理报"切缘阳性"是什么意思，有何意义？

要理解这个问题，首先我们要知道什么是切缘。就像上面那个问题中描述的，"扇面"和"扇柄"是扇子的两个头，那就是切缘了。所以，所谓的"切缘阳性"，就是我们扇柄头（内切缘）或扇面缘（外切缘）有病灶（见图1-10-6）。

但是，在这里要解释一下的是，所谓"切缘阳性"也并不是一定有病灶。病理结果的切缘与剩余宫颈组织的边缘是不能画等号的。下面分门别类地给大家做个介绍：

（1）鳞状上皮的癌前病变（CIN）：前面我们已经介绍了鳞状上皮和腺上皮的区别，对于鳞状上皮的宫颈癌前病变，也就是高级别和低级别病变，"切缘阳性"是指病变距离边缘 < 1mm，1mm 的距离非常小，就是紧邻的病变才称为切缘阳性。

（2）腺上皮病变：即前面提到的宫颈原位腺癌。因为腺上皮的病变和鳞状上皮不同，如同在砖缝中也可以长草，病变会有跳跃生长的可能，所以对于腺上皮病变锥切术后病灶距切缘多少才算阴性，目前并没有统一的标准。有研究认为，腺上皮病变距离切缘超过 7mm 时，才算切干净了，才是安全的。另外，原位腺癌锥切术后持续病变和容易复发的因素包括年龄 > 30 岁、内切缘阳性、单纯原位腺癌病灶超过 8mm，而外切缘阳性并不是复发的高危因素。

（3）宫颈浸润癌：这才是真正的宫颈癌，指鳞癌。极早期的宫颈癌是镜下浸润癌，也就是有经验的医师用眼睛看不出来，在显微镜放大了很多倍后，发现局部有癌细胞突破了保护屏障——基底膜时。对于鳞状上皮的浸润癌，病灶与边缘的距离超过 3mm 就算切干净了。

另外，需要特别强调：对于病理诊断为"切缘阳性"的病例，并不是说剩余宫颈组织边缘肯定还有病灶。统计发现，其中 70% 病灶实际上已经切掉了，只是我们上面所说的距离不够，剩余的 30% 才是确实剩余的宫颈还有病灶的。另外，如果有浸润癌的情况下，"切缘阳性"则需说明阳性的病灶是什么——是"癌"还是"癌前病变"——这很重要，对临床医师针对病情的处理起到决定作用。

（韩 超）

121. 宫颈锥切病理报"切缘阳性"应该如何处理？

各种程度 CIN 做完 LEEP 或 CKC 后有时病理结果报告切缘阳性，让广大 CIN 患者极为紧张。实际上，我们病例总结的结果显示，所谓的 LEEP 或 CKC 后切缘阳性接近 70% 并不是没有切除干净，即病理结果显示的切缘是切除组织的边缘，这种边缘与锥切后剩余宫颈组织的切缘是不能画等号的。研究显示，切除组织边缘阳性，而锥切后剩余宫颈组织的切缘也是阳性的可能性仅仅约 30%。这提醒我们，CIN 锥切（或者 LEEP）后切缘阳性并不一定都要积极处理。那么，锥切（LEEP）后切缘阳性需要如何处理呢？

（1）锥切（LEEP）后病理显示切缘阳性，如果阳性病理是 CIN Ⅰ，也就是低级别病变，都可以定期观察。

（2）如果锥切（LEEP）后病理显示是 CIN Ⅱ 或者 CIN Ⅲ（或者报告是 HSL，高级别病变）则有如下处理方法：①全子宫切除，这是较为积极的处理方法，主要适用于年龄较大、无生育要求、无随访条件的患者；②再次锥切，主要适用于锥切（或者 LEEP）切除范围较小、广泛切缘阳性（HSIL）以及较紧张的年轻患者；③2~3 个月后复查阴道镜＋宫颈管副术（ECC），主要适用于年轻、有较好随访条件者。

所以，广大 CIN 患者如果出现 CIN 锥切（或者 LEEP）后切缘阳性，可按自己的情况选择治疗方法，切忌紧张。须知在美国最新的 NCCN 治疗指南里，明确说明在 CIN 锥切（或者 LEEP）后出现切缘阳性时，可以 1 年后复查。

当然，以上这些情况都是基于切缘是癌前病变的情况下，如果切缘有癌，我们就另当别论了，这个我们将在专门的题目下讲给大家。

但如果您的锥切病理切缘为"原位腺癌"，那么我们无论年龄大小，只要没有生育要求，还是建议切除子宫更为安全（卵巢可以保留，基本不会影响您的生活质量）。当然，对于原位腺癌的患者，如果有生育要求也可以再次锥切。对于切缘阳性者（外切缘），也可以严密随访，在术后半年除了进行 TCT 和 HPV 的检查外，还需进行阴道镜检查和宫颈管搔刮术，也是就医师所说的 ECC。

（韩　超）

122. 怎么看宫颈癌根治术后的病理报告?

当看到这个"癌"字,大家心里多少会有些不舒服,但是我们也必须要面对这个问题。为了拿到病理报告后不会慌张地失去方寸,还是先了解一下看病理报告的基本知识比较好!

首先,了解一下什么是宫颈癌根治术呢? 所谓宫颈癌根治术,是指您一旦患有Ⅰb1 期以上的宫颈癌时,我们所采用的一种手术方式。其中,基本的手术范围包括: 广泛子宫切除术 + 盆腔淋巴结清扫术 (有时会做腹膜后腹主动脉旁的淋巴结切除)。所谓广泛子宫切除,就是不单单要切除子宫,还要切除子宫周围的组织,要切除子宫外缘外 2.5 ~ 3cm,包括阴道的 2.5 ~ 3cm。您别小看这小小的距离,手术难度都集中在此处,因为我们的子宫并不是孤立地坐落在盆腔里,前面是膀胱,后面是直肠,我们需要把子宫和周围的脏器分开后才可以做到需要的范围。

然后,说回病理报告。对于宫颈癌根治术的病理报告,一般包括 2 个部分,一部分是子宫部分,另一部分是淋巴结的情况,两者都很重要。

(1) 子宫部分: 在病例报告的上部一般会有病理科医师对于切除的子宫和子宫周围组织的描述,会写下子宫的大小和阴道长度、宫旁宽度。但是大家要知道,这是经过了标本固定液固定后的测量结果，可能和我们做手术的医师描述的不同，也就是说，通常是缩水了的尺寸。然后，下面会写出的内容还包括是否有癌；癌的病理类型（鳞癌、腺癌或是其他类型）；宫颈肿瘤的浸润深度（这很重要）；切除的组织边缘包括阴道切缘和各韧带切缘是否有癌，也就是是否切干净了（这也很重要）。

（2）淋巴结部分：不管您看到了多少个切除的淋巴结，都是阴性，就是没有转移，那真的要恭喜您了。如果髂总淋巴结阴性，而盆腔其他淋巴结有阳性，就有点麻烦。如果髂总淋巴结或腹主动脉旁淋巴结有阳性，那您可能要补充比较多的治疗了。

（韩　超）

123. 早期宫颈癌根治术后有哪些危险因素容易导致复发？

书接上文，说完了如何看病理报告，我们就来讲一讲在病理报告中，哪些因素是复发的危险因素。这些因素是应该引起我们警惕的，在找医师看病时，本着对自己负责的态度，也可以提醒疲惫的医师以免照顾不到。

（1）病理类型：如果是鳞癌，是我们最常见的，那当然是我们治疗最有经验的，也是目前治疗效果最好的。其次是腺癌，是第二常见的类型，那必然治疗也还是挺有经验的。但是，除了看到这两种癌的类型以外，还需注意一下后面描述的分化程度。

所谓分化程度，简单说就是在显微镜下观察，宫颈肿瘤细胞是否像宫颈正常细胞，如果最像宫颈正常细胞（不管是鳞状细胞还是腺细胞），那是最好的情况，我们通常称作"高分化"；最不像的我们称为"低分化"，也就是恶性程度最高的；那么，处于两者之间的就称为"中分化"了。除了鳞癌、腺癌之外，剩下的其他病理类型可能有点不太好，比如透明细胞癌、神经内分泌癌等，就需要我们更加关注了。

（2）浸润深度：也是我们上面提到的比较重要的一个方面，如果浸润深度超过宫颈间质的 1/3～1/2，结合其他情况，可能要补充一些治疗。

（3）切缘：是否还有癌存在，是非常重要的一个方面。若有癌残留，是不好的征象。

（4）淋巴结转移：这个必然是高危因素。如果有淋巴结阳性，更可能造成远处的复发和转移。

（5）其他次要的高危因素：宫旁浸润（这要和宫旁的切缘阳性相区别，也就是在显微镜下超出了子宫范围的地方可以见到肿瘤细胞，但是切缘可能是没有问题的）、淋巴脉管间隙浸润（注意这不是淋巴结转移，而只是一种病理学上的称谓，是指在扁平的上皮细胞围绕成的间隙中可以看到成簇的肿瘤细胞）以及病灶较大（也称为局部晚期，就是宫颈肿瘤病灶直径超过 4cm，这种情况容易造成局部复发的可能）。

当然，对这些高危因素的解读都需要专业的妇科肿瘤医师，这样才能获得有效的、最低剂量的治疗，换而言之，既效果好，又不会对身体造成过大的损失。

（韩　超）

124. 早期宫颈癌根治术后出现危险因素如何处理？

大家首先要放松心情，即使在手术后发现了病理有上述复发的诸多危险因素，也不要慌张。当然也不能对此视而不见，因为这些高危因素的筛选都是经过了大量的前人研究，以及如今的不断临床试验和工作作出的总结。

您也可以查阅宫颈癌治疗的指南，但是，我相信作为一个外行，临时抱佛脚肯定比不上专业医师的解答。所以，在患者收到病理通知后，首先还是应该到有经验的妇科肿瘤医师这里来咨询。下面我对早期宫颈癌术后出现了复发危险因素的处理方法作一简单介绍。

首先要根据肿瘤的病理类型，如果是鳞癌或者腺癌，出现了比较严重的高危因素（如切缘阳性，主要是阴道切缘阳性；宫旁转移；淋巴结转移），患者需要在手术约 1 个月后（阴道伤口愈合后）进行放疗或者同步放化疗。如果有一些相对危险因素，比如肿瘤最大径线比较大（> 4cm 或 > 5cm），有我们所说的淋巴脉管间隙受侵（别紧张，这并不是淋巴结转移）或者间质浸润深度较深等，患者可能也要补充放疗。具体问题需要具体分析，建议与妇科肿瘤医师商量。

如果是特殊病理类型或有远处淋巴结转移，那患者可能要接受化疗，而后是否需要放疗，也要结合具体情况。这类治疗组合非常多，特殊情况也多种多样。总之，需要与有经验的妇科肿瘤医师商量。

但是无论怎样，肿瘤的治疗总是在前进的路上，不断有新的治疗手段和方法，对于患者来说，最重要的就是面对自我，和医师一起努力前行。

（韩　超）

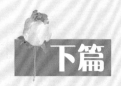

让我保护你，安全又可靠

——"防癌新宠"之 HPV 疫苗

第一章

欢迎来到我的世界——HPV 疫苗简介

125. 什么是疫苗，有哪些类型？

我们从小就经历过接种各种疫苗。虽然人人都知道疫苗这个名词，但真正了解疫苗的人并不多，尤其"宫颈癌疫苗"一词出现后，广大女性朋友对疫苗的了解需要加深了。其实疫苗的真正成分是类似或者活性减弱的病原体，当它被注射到人体内时，会激活人体免疫系统产生许多对抗病原体的物质，从而发挥出抗病原体的作用。

疫苗有活疫苗和死疫苗之分，即减毒活疫苗和灭活疫苗。活疫苗中含有上文说到的活性减弱的病原体；死疫苗，顾名思义，是没有活性的病原体。大家不要担心，活疫苗中的病原体虽然"活着"，但活性很低，不足以引起疾病。常用的活疫苗有麻疹疫苗、脊髓灰质炎疫苗、鼠疫疫苗、卡介苗，这些疫苗均是由毒力弱的活的病原微生物制成。当活疫苗接种到人体或动物体后，既不会引起疾病，又能使人体或动物体产生免疫力。活疫苗具有用量少、不良反应小、只需接种一次的优点，其缺点是不易保存。死疫苗是通过对人工培养的微生物经物理的或化学的方法杀死后制成的，就是被杀死后的病原体。虽然病原体被杀死了，但是它的"尸体"还可以激活人体免疫反应。常用的死疫苗有伤寒疫苗、霍乱疫苗、乙型脑炎疫苗等。虽然死疫苗没有活性，听起来没那么可怕，但要想有效激活人体免疫反应需要的死疫苗剂量较大，对人体的不良反应也大，一般要少量多次接种。其优点是容易保存。

总之，疫苗通过注射、口服或鼻吸等方式引入人体或动物体后，可使其产生相应的免疫力，从而被广泛地用于防治人类和家禽、家畜的传染病。顺便说一句，我们的"宫颈癌疫苗"其实是预防部分 HPV 类型感染的疫苗，通过预防相应类型的 HPV 感染来减少患宫颈癌的可能性。

（赵轩宇）

126. 人类历史上成功应用疫苗的例子有哪些？

在疫苗尚未出现之前，人类社会瘟疫横行！人类在与瘟疫作斗争的过程中，也逐渐发现了一些规律，感染过瘟疫的人不一定会死，一旦他们侥幸活了下来，似乎对一些这种瘟疫产生了抵抗力，从而发明了"疫苗"。

人们在这种现象的启发下，开创了用"人痘"接种预防天花的方法。既然得过天花就不会再感染了，那么是不是身体里产生了某种东西，说不定这种东西就在那些痘痘里面。董玉山在《牛痘新书》中这样写道："考世上无种痘，诸经唐开元间，江南赵氏，始传鼻苗种痘之法。"他把沾有疱浆患者的衣服给正常儿童穿戴，或将天花愈合后的局部痂皮研磨成细粉，经鼻使正常儿童吸入。接种了这种人痘之后，天花的感染率显著下降。但由于接种人痘具有一定的危险性，有 2%～3% 的感染率，所以此法未能广泛应用，但其发明对启发人类寻求预防天花的方法具有重要的意义。

不止是天花，中国古代人民在与疾病斗争的长期过程中，也展现出了类似的智慧。早在公元 4 世纪初，我国东晋葛洪所著的《肘后备急方》中，就有关于防治狂犬病的记载，其中"治卒有猘犬凡所咬毒方"有云："仍杀所咬犬，取脑傅之，后不复发"。意思就是杀掉咬人的狂犬，以其脑浆敷于被咬处，体现了"以毒攻毒"的思维方式。他们一般用物理方法（如捣碎、研磨）处理发病个体的组织脏器，制成最原始的疫苗，这种"疫苗"虽然可能发生全身性不良反应，存在散毒和造成新疫源的危险，但是在治疗和预防传染病方面起到了重要的作用。

18 世纪的欧洲，天花盛行，在长期的行医过程中，爱德华·詹纳（Edward Jenner）曾接诊一位发热、背痛和呕吐的挤奶女工，他发现挤奶工人似乎从来都不会得天花，并迅速意识到接种牛痘或许可以预防天花。为了证明这个假设，詹纳用一把柳叶刀划破了一个 8 岁小男孩的胳膊，将新鲜的牛痘的浆液接种到小男孩的伤口上。后来，小男孩出现了轻微的发热现象，并很快康复。7 个月后，詹纳又给小男孩接种了天花病毒，结果小男孩没有发生感染。这说明，接种牛痘使小男孩获得了对天花的免疫力。

路易·巴斯德（Louis Pasteur）是疫苗发展史上又一位科学巨匠。根据巴斯德制备疫苗原理，霍乱弧菌在空气中 39℃的条件下连续培养，可制成减毒活疫苗。在巴斯德光辉成就的启发下，1908 年卡麦特（Calmette）和古林（Guérin）将一株牛型结核分枝杆菌在含有胆汁的培养基上连续培养 13 年 213 代，终于在 1921 年获得减毒的卡介苗（bacillus Calmette-Guérin vaccine，BCG vaccine）。卡介苗在新生儿抵御血行播散性肺结核和结核性脑膜炎方面具有很好的效果。

自此以后，疫苗技术迅速发展，现今人类常用的活疫苗有麻疹疫苗、脊髓灰质炎疫苗、鼠疫疫苗、卡介苗，常用的死疫苗有伤寒疫苗、霍乱疫苗、乙型脑炎疫苗等。

（赵轩宇）

127. 什么是 HPV 疫苗，有哪些类型？

疫苗根据其功能，可以分为预防性疫苗以及治疗性疫苗。拿 HPV 疫苗为例，预防性 HPV 疫苗仅仅能够使未感染 HPV 的女性免于感染疫苗相关类型的 HPV，并不能使已经感染 HPV 的女性体内病毒转阴；而治疗性 HPV 疫苗可以清除女性体内已经感染的 HPV 相关类型。目前所有已经应用的 HPV 疫苗均为预防性疫苗，故本书主要介绍预防性 HPV 疫苗，以下简称"HPV 疫苗"，而治疗性 HPV 疫苗尚在研究当中。

治疗性 HPV 疫苗可通过触发细胞介导的免疫反应，以治疗已确定的 HPV 感染和 HPV 相关恶性肿瘤的疫苗。因为高危型 HPV 的早期蛋白 E6 和 E7 是恶性肿瘤发生和维持必需的，且在正常细胞中不存在，所以 E6 和 E7 蛋白是治疗性疫苗的理想靶抗原。期待治疗性 HPV 疫苗早日研发成功！

（赵轩宇）

128. HPV 疫苗的成分有哪些，为何能预防 HPV 感染？

HPV 疫苗之所以既可以预防 HPV 感染，又不至于让人体感染相应 HPV，是因为它具有独特的设计。我们都知道 HPV 是一种病毒，在结构上 HPV 由一层蛋白外衣和其包裹的 DNA 构成。HPV 疫苗将 HPV 的最核心部分（DNA）剔除，仅仅留下了蛋白外衣。人类免疫系统仍然可以认出剔除 DNA 的 HPV，从而产生相应的抗体及免疫反应。这样，当人体再次遭受相同类型 HPV 入侵时，就可以很快发现它并将其拒之门外。目前全球范围内已上市的 HPV 疫苗均为预防性 HPV 疫苗，包括以下 3 种（截至 2020 年 1 月）：Cervarix®，二价 HPV16/18 型疫苗；Gardasil®，四价 HPV6/11/16/18 型疫苗；以及 Gardasil®-9，九价 HPV6/11/16/18/31/33/45/52/58 型疫苗。上述 3 种疫苗均不包含抗生素或防腐剂。

（赵轩宇）

129. HPV 疫苗的"价"是什么意思？

HPV 包括很多种类型，如 HPV16 型、HPV18 型。HPV 疫苗的"价"（英文为 valent）是指能预防 HPV 型别数目，价数越高，预防的疾病范围越多。我们常见的二价（2v）、四价（4v）及九价（9v）疫苗是针对 2 种、4 种以及 9 种 HPV 类型来进行设计的。

二价疫苗可以预防由 HPV16 型和 HPV18 型病变引起的宫颈癌。这可以说是雪中送炭，因为超过 70% 的宫颈癌都是由这两种病毒引起的！2016 年 7 月，率先幸运获准进入中国市场的就是这种二价疫苗。2019 年底首个获批的国产 HPV 疫苗（大肠埃希菌，商品名：馨可宁）也是二价疫苗。

四价疫苗可以预防 6 型、11 型、16 型、18 型 HPV。相对于二价疫苗，四价疫苗只是锦上添花而已，因为 HPV6 型和 HPV11 型并不属于宫颈癌高危型 HPV，它们可以引起尖锐湿疣。这种四价疫苗在 2017 年 6 月也进入了中国市场。

九价疫苗针对 HPV6 型、HPV11 型、HPV16 型、HPV18 型、HPV31 型、HPV33 型、HPV45 型、HPV52 型、HPV58 型共 9 种亚型，能预防 90% 的宫颈癌，是目前能覆盖 HPV 类型最多的疫苗。它在 2018 年 4 月也终于在中国上市。

（赵轩宇）

130. 目前国内市场上有哪些 HPV 疫苗，各有何特点？

表 2-1-1　目前国内市场的 4 种疫苗异同点（截至 2020 年 12 月）

疫苗种类	二价		四价	九价
商品名称	Cervarix®（希瑞适）	馨可宁®（Cecolin 国产）	Gardasil®（佳达修）	Gardasil®-9（佳达修 -9）
针对 HPV 型别	HPV16/18 型	HPV16/18 型	HPV6/11/16/18 型	HPV6/11/16/18/31/33/45/52/58 型
抗原	Trichoplusia ni（Hi 5）昆虫细胞系 L1 蛋白 VLP	大肠埃希菌 L1 蛋白 VLP	酵母菌的 L1 蛋白 VLP	酵母菌的 L1 蛋白 VLP
佐剂	Alum+ASO4	Alum+ASO4	AAHS	AAHS
适龄接种人群 / 岁	9 ~ 45（中国）9 ~ 25（美国）	9 ~ 45（中国）	9 ~ 45（中国）9 ~ 26（美国）	16 ~ 26（中国）9 ~ 45（美国）
接种针次及间隔时间	3 剂:0 个月、1 个月、6 个月	2 剂（9 ~ 14 岁）3 剂（15 ~ 45 岁）	3 剂:0 个月、2 个月、6 个月	3 剂:0 个月、2 个月、6 个月

续表

疫苗种类	二价		四价	九价
上市时间 / 年	2007（全球） 2016（国内）	未知（全球） 2019（国内）	2006（全球） 2017（国内）	2014（全球） 2018（国内）
国内疫苗价格	603 元 / 支 （1 809 元 / 人份）	329 元 / 支 （9 ~ 14 岁， 658 元 / 人份； 15 ~ 45 岁， 987 元 / 人份）	798 元 / 支 （2 394 元 / 人份）	1 298 元 / 支 （3 894 元 / 人份）

注：以上价格仅供参考。

（赵轩宇）

131. 不同地区的疫苗是否有差别，二价疫苗是美国淘汰的产品吗？

"二价疫苗是美国淘汰的问题产品"——这个说法是不靠谱的！因为根据来自世界各地的宫颈癌的标本组织研究发现，导致宫颈癌的 HPV 亚型排在第一位和第二位的就是 16 型和 18 型，这个二价疫苗非常有效，而不是淘汰的。

对于中国人来说，二价疫苗对于宫颈癌有 70% 以上的 HPV 感染有预防作用，而并非是问题淘汰的疫苗。相比之下，四价疫苗在此基础上还包括两个低危的病毒亚型，其中有容易导致尖锐湿疣的病毒，可以防止尖锐湿疣的发生。

此话的起因是，有新闻称："从 2016 年 4 月起，美国疾控中心将二价、四价 HPV 疫苗从采购名单中剔除，仅留有九价 HPV 疫苗。2016 年底前，二价及四价 HPV 疫苗将不再供应美国市场。"

实际上，二价疫苗为何会被"踢出"美国，这与二价疫苗的质量和安全性无关，除了因为九价疫苗的覆盖面更广之外，也有出于卫生经济学方面的考虑。踢出二价疫苗是美国的商业行为。

（赵轩宇）

132. 治疗性 HPV 疫苗目前的研究进展如何？

预防性疫苗不是万能的。首先，它无法清除已有的 HPV 感染。其次，只能防止相关类型的 HPV 感染，并不能覆盖所有类型。如果表达 L1、L2 低，不能刺激机体产生相应抗体，那么接种也是无效的。最后，在储存方面有一定要求，在一些不发达地区推广与应用存在一定困难。

为了弥补预防性疫苗只能产生中和抗体而不能消除病毒的不足，科学家研发了治疗性疫苗。它的目的是通过诱导机体产生细胞毒性 T 淋巴细胞免疫反应，从而达到清除病毒及感染病毒的细胞的目的。

治疗性 HPV 疫苗目前主要包括载体疫苗、蛋白质类疫苗、DNA 疫苗、细胞疫苗、肽类疫苗等。这些疫苗都用不同的方法去表达 E6、E7 抗原，并将其抗原提呈给抗原呈递细胞（antigen presenting cell，APC），最终都是为了经过经典 MHC Ⅰ 和 MHC Ⅱ 反应活化 CD8[+] 细胞毒性 T 细胞或 CD4[+] 辅助性 T 细胞反应。

虽然目前预防性 HPV 疫苗已经在全世界范围内逐渐被广泛使用开来，治疗性疫苗也在实验研究和临床试验取得了重大进展，但仍然存在诸多问题。例如，HPV 具有变异性，会引起免疫逃避问题（即躲过人体免疫系统的监视），且宫颈癌发病机制复杂，预防疫苗的临床效果还需要长时间观察。

到目前为止，还没有批准商业化的治疗性疫苗用于治疗 HPV 感染和相关恶性肿瘤。然而许多临床试验表明，已经取得了以下进展使用几种疫苗战略和两种候选疫苗——VGX-3100DNA 疫苗和 ADXS11-001 细菌载体疫苗，均处于三期临床试验中。植物表达系统已成功用于生产与生物相关的产品，为生产提供平台，产生更便宜的疫苗，这也意味着更多的人可以获得这些疫苗，尤其为宫颈癌高发地区的发展中国家带来福音。

（赵轩宇）

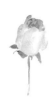

第二章
我的前世今生——HPV 疫苗的发展历程

133. HPV 疫苗是谁发明的?

澳大利亚科学家伊恩·弗雷泽（Ian Frazer）博士和中国科学家周健博士首先发明了 HPV 疫苗。1991 年，两位科学家合作，利用重组 DNA 技术制造出一种外形与 HPV 极为相似的"HPV 病毒样颗粒"，并证实其内部不含导致疾病的 DNA，却能刺激身体产生针对 HPV 的免疫反应。2006 年，全球第一个预防性 HPV 疫苗（Gardail 4，Merck）通过审批在美国上市。

（曹利娜）

134. 现有 HPV 疫苗的出现经历了哪些阶段?

20 世纪 80 年代，作为德国癌症研究中心主管的豪森曾多次游说制药企业研制宫颈癌疫苗。豪森说："HPV 结构简单，疫苗的成功率大。"但这些制药企业不以为然，认为还有更重要的问题亟待解决。回头看来，真不知道还有什么能比史上第一支癌症疫苗更重要的事。

所幸仍然有些制药企业目光高远，他们启动了对宫颈癌疫苗的研究。第一个被开发出来的疫苗是单纯针对HPV16 型感染的疫苗。1998 年，一个具有里程碑意义的试验启动了，结果证实，该疫苗可以有效预防 HPV16 型感染相关的病变，后续研究显示保护时间长达 9.5 年。遗憾的是，也许是因为针对的病毒太单一了，该疫苗没有获准上市，很快就被人们淡忘了。

2004 年 11 月，英国葛兰素史克（GSK）公司的 HPV疫苗研究小组发表了其对抗 HPV 感染的疫苗的 3 年研究结果。他们在《柳叶刀》（*Lancet*）杂志发表文章报道，该疫苗抗 HPV16 型和 HPV18 型的有效率达 100%，并号召研究者们进行长期随诊来证实疫苗能够预防宫颈癌的发生。他们说，越来越多的证据显示该疫苗是高度有效的，而且安全性高，耐受性好。这种疫苗也就是二价疫苗，商品名为 Cervarix（希瑞适）。但是，最先被美国 FDA 批准上市的是默沙东公司生产的四价疫苗。个中原因，笔者猜测是因为默沙东是美国本土公司吧。

（曹利娜）

135. 现有HPV疫苗在我国的上市经历了哪些阶段？

2007年欧洲批准了英国GSK公司的二价疫苗希瑞适进入市场，2009年美国也批准了希瑞适进入美国市场。2016年7月，国家食品药品监督管理总局（China Food and Drug Administration，CFDA）也批准了"Cervarix希瑞适®"进入中国市场。2017年6月，CFDA批准了"Gardasil佳达修®"进入中国市场（图2-2-1）。终于，想要接种HPV疫苗的成千上万的中国女性再也不用望洋兴叹了。

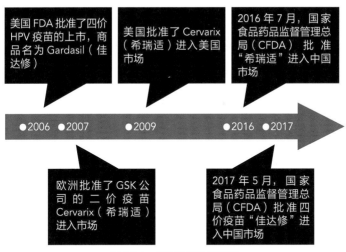

图2-2-1　HPV疫苗上市历程

（曹利娜）

136. 为什么 HPV 疫苗在全球上市 10 年后国内才批准上市?

根据现行《药品注册管理办法》，进口疫苗被批准在国内上市以前，必须开展临床试验。临床试验结束后，由国家药品监督管理局药品审评中心组织专家进行评审。符合规定者，发给《进口药品注册证》，才可以进口。通常这个评审的时间会持续 1~5 年。

按照国家药品监督管理局的标准，评价疫苗是否安全、有效，需要看它没有打疫苗的对照组（临床试验人群一半打疫苗，另一半不打或者注射安慰剂作为对照）是否发生了癌症和癌前病变，必须出现有足够统计学差异数量的癌或癌前病变，才算有结果。而这次宣布获准进入中国的 HPV 疫苗就是在漫长的临床试验后，等到了有统计学意义的足够的病例数量。这个过程长短取决于试验入组人数和有效率的高低，一般需要 4 年左右的时间，这也是出于安全性的考虑，是必需的。

（曹利娜）

137. 现在有国产 HPV 疫苗吗? 研究进展如何?

2020 年国内 HPV 疫苗市场的一大好消息就是，我国首个自主研发的预防性 HPV 疫苗终于投入市场了！该产品是首个获批的国产人乳头瘤病毒疫苗，适用于 9 ~ 45 岁女性。这将大大补充现在市场上的巨大疫苗缺口。对于这支本土疫苗，详见"138. 国产 HPV 疫苗与进口 HPV 疫苗有何区别？它的上市意味什么？"

另外，其他一些中国的预防性 HPV 疫苗也已处于Ⅲ期临床试验后期，一些中国 HPV 疫苗的各项技术指标、工艺水平和产品质量已得到国际组织认可，为未来进军国际市场奠定了良好基础。

（曹利娜）

138. 国产 HPV 疫苗与进口 HPV 疫苗有何区别？它的上市意味什么？

我们终于有自己生产的 HPV 疫苗了，这真是令国人兴奋的好消息。那么，东土大唐的疫苗与西洋疫苗有何差别呢？

（1）制备差异：不同于葛兰素史克（GSK）HPV 二价疫苗的昆虫细胞生产体系、默沙东 HP 疫苗的重组酿酒酵母生产体系，国产疫苗利用 DNA 重组科技在大肠埃希菌中表达类病毒颗粒抗原，并使之用于疫苗生产，其生产体系产能高、成本低。

（2）价格差异：在价钱方面，进口 HPV 疫苗的价格普遍偏高，比如九价疫苗全程费用大约在 4 000 元，进口二价疫苗近 2 000 元。按照国产 HPV 疫苗 329 元 / 支的价格计算，9～14 岁全程接种需 658 元，大龄接种为 987 元，是进口二价疫苗价格的一半。

虽然国产疫苗价格减半，但是效能却不减半！研究数据显示，馨可宁的产品安全性及有效性指标等方面均达到了国际先进水平。产品的三期临床试验在国内五个省份 7 372 名健康女性中进行，结果显示国产疫苗的安全性良好。在预防癌前病变、预防 HPV 的持续感染这两个关键效果指标上，国产疫苗对相应的高级别癌前病变的保护率为 100%，对 HPV 持续性感染的保护率为 97.8%（以上参考国产二价疫苗说明书）。

继引进西方疫苗后，国产疫苗的研发成功和上市是中国宫颈癌防控事业迈出的坚实一步。据媒体报道，自 2006 年全球第一支 HPV 疫苗上市起，HPV 疫苗累计销售数量约 3.5 亿支。目前年需求日益增加，全球 1 年的需求量大约在 1 亿支。但全世界年供应能力仅 3 000 万剂，大约是总需求量的 1/3。在中国，中国食品药品检定研究院数据显示，2017 年中国 HPV 疫苗签发量 146 万支，2018

年为 700 万支，2019 年 1—11 月为 870 万支。按照国内 3.56 亿适龄女性、每人 3 针计算，市场缺口超过 10 亿支。因此，国产疫苗的投入使用将大大缓解疫苗市场的供需矛盾；加上它的价格优势，将有更多的人打得起 HPV 疫苗。希望国产疫苗能尽快通过世界卫生组织的预认证，争取早日获得进入全球市场的"通行证"。

（金碧霞）

139. 国外 HPV 疫苗接种情况如何？

一些国家（如澳大利亚、英国和丹麦）通过将 HPV 疫苗纳入到国家疫苗接种计划，完整剂次的 HPV 疫苗接种率相对高（ > 60%）。英国国家医疗服务体系（National Health Service，NHS）在 2008 年计划引进 HPV 疫苗，所有 12 ～ 15 岁的女孩都通过接种 HPV 疫苗来预防宫颈癌。美国早在 2007 年就推荐将四价疫苗用于常规免疫及初始强化免疫，并一直推荐将 HPV 疫苗用于常规免疫。到了 2018 年，九价疫苗是唯一美国现仍使用的 HPV 疫苗，而九价疫苗可预防约 90% 由 HPV 导致的宫颈癌。2018 年发布的 ICO 美国 HPV 和相关疾病报告显示：目前，美国 1994 年出生女性 HPV 疫苗 1 剂接种率已达 62.8%，3 剂接种率也高达 44.5%。从 1991 年起出生的女性，HPV 疫苗的 1 剂接种率均高于 45%，3 剂接种率也均高于 30%。由此可见，美国年轻女性的 HPV 接种率也是很高的。

认知是影响疫苗接种率的一个主要原因。在一项调查中，未打算让自己的女儿接种疫苗的父母给出五大理由——不需要接种该疫苗、该疫苗未被推荐、担心疫苗安全性、缺乏对该疫苗或疾病的了解，以及自己的女儿没有性行为。这突显出父母对 HPV 疫苗接种的理由缺乏了解，以及卫生保健人员坚持对孩子父母进行明白易懂的疫苗接种教育的重要作用。一项纳入 3 253 例 15 ~ 25 岁女性的调查显示，尽管其中 84% 知道 HPV 疫苗接种，但仅有 29% 的患者身体力行地开始接种。对于女同性恋者，知道 HPV 疫苗接种的人中仅有 9% 进行了接种。

这些发现具有重大意义。一些专家估计，将美国女性中完整剂次的 HPV 疫苗（二价或四价疫苗）接种覆盖率增加至 80%，可在当前年龄 ≤ 12 岁女孩一生中减少大约 53 000 例宫颈癌的发生。可以预想，九价疫苗如达到与上述相近的接种覆盖率，可预防更多的宫颈癌。

（曹利娜）

第三章

保护你，我是认真的——HPV 疫苗
的有效性

140. HPV 疫苗能预防哪些病变和疾病？

目前我国上市的宫颈癌疫苗有 3 种，即二价、四价和
九价。二价的 HPV 疫苗主要预防由 HPV16 型和 HPV18
型感染引起的宫颈癌及癌前病变。有数据显示，这两种亚
型导致了 70% 以上的宫颈癌、80% 的肛门癌、60% 的阴
道癌、40% 外阴癌。四价则在二价的基础上，增加对
HPV6 型和 HPV11 型的预防，HPV6 型和 HPV11 型并不
属于高危型 HPV，它们可以引起尖锐湿疣。九价疫苗在
四价的基础上，增加了 31 型、33 型、45 型、52 型、58
型五种 HPV 亚型，其中 HPV52 型和 HPV58 型是亚洲人
较易感的高危类型，九价疫苗对宫颈癌的预防能高达 90%
（表 2-3-1）。换而言之，价数越多，能预防的 HPV 亚型
就越多。虽然二价 HPV 疫苗只针对 16 型和 18 型病毒的
感染，但目前研究表明，76% 的宫颈癌发生都与这两种病
毒有关。对于预防宫颈癌来说，二价 HPV 疫苗提供的保

护是能满足需求的。

表 2-3-1　二价、四价及九价 HPV 疫苗预防的疾病种类及有效率

疫苗	HPV 型别	可预防的疾病种类	有效率
二价	HPV16 型 HPV18 型	HPV16 型、HPV18 型相关的宫颈癌、CIN Ⅰ~Ⅲ 及宫颈原位腺癌	HPV16 型、HPV18 型相关疾病:98.1%
四价	HPV6 型、HPV11 型、HPV16 型、HPV18 型	女性的 HPV6 型、HPV11 型、HPV16 型、HPV18 型相关的宫颈癌、外阴癌、阴道癌及 CIN Ⅰ~Ⅲ、宫颈原位腺癌、VIN Ⅱ~Ⅲ、VAIN Ⅱ~Ⅲ;男性的阴茎上皮内瘤变 Ⅰ~Ⅲ级及阴茎癌;女性和男性的生殖器疣、生殖器上皮内瘤变、肛门癌	HPV6 型、HPV11 型、HPV16 型、HPV18 型相关疾病:100% 男性生殖器疾病:90.4%
九价	HPV6 型、HPV11 型、HPV16 型、HPV18 型、HPV31 型、HPV33 型、HPV45 型、HPV52 型、HPV58 型	女性的 HPV6 型、HPV11 型、HPV16 型、HPV18 型、HPV31 型、HPV33 型、HPV45 型、HPV52 型、HPV58 型相关的宫颈癌、外阴癌及阴道癌、CIN Ⅱ~Ⅲ、宫颈原位腺癌、VIN Ⅱ~Ⅲ、VAIN Ⅱ~Ⅲ;男性的阴茎上皮内瘤变 Ⅰ~Ⅲ级及阴茎癌;女性和男性的生殖器疣、生殖器上皮内瘤变、肛门癌	HPV6 型、HPV11 型、HPV16 型、HPV18 型相关疾病:超过 99% HPV31 型、HPV33 型、HPV45 型、HPV52 型及 HPV58 型相关疾病:96.7%

注:CIN 为宫颈上皮内瘤变,VIN 为外阴上皮内瘤变,VAIN 为阴道上皮内瘤变。

很多人都想知道宫颈癌疫苗是不是只有女性可以接种，其实不是。男女都可能感染 HPV，有些 HPV 亚型还与男性的生殖器疣、生殖器上皮内瘤变、肛门癌、阴茎癌有密切关系，四价和九价的疫苗均能起到预防作用，所以男性也可以接种 HPV 疫苗。

在国内，HPV 疫苗不属于计划接种的免费疫苗，需要自费进行接种。有需要的人们可以咨询相关医院及医师，选择好接种类型即可以进行提前预约。但预防也不是万无一失的。因为即使防住了 HPV，宫颈癌的诱因还有其他因素，所以女性接种过 HPV 疫苗之后还需要做好常规的宫颈细胞学筛查、HPV 检测，并做好其他预防措施，尽可能从各方面阻断可能发生的宫颈癌及其癌前病变。

（宋　丹）

141. HPV 疫苗预防宫颈、阴道和外阴疾病效果如何？

关于 HPV 疫苗效果，目前还没有针对二价、四价、九价疫苗临床保护力的直接比较的研究。而根据国内流行病学研究相关数据显示，中国人的宫颈癌中有 76% 是由 HPV16 型引起，7.8% 是由 HPV18 型引起，也就是说，在中国，超过 80% 的宫颈癌都是由这两种病毒引起的。因此，二价 HPV 疫苗对国内人群的感染预防率更高，达到84.5%，高于全球平均值。如果以预防宫颈癌为目的，二价疫苗可完全满足需求。

在一些临床试验中，四价和九价 HPV 疫苗可降低外阴、阴道及肛门上皮内瘤变。在既往没有感染过 HPV 的人群中，疫苗能发挥更大作用，这也强调了在开始性行为前接种疫苗以使效果最大化的重要性。HPV 疫苗也能有效帮助年龄较大女性预防以后发生 HPV 感染和可能导致的宫颈疾病，但其整体获益不如较年轻的女性。从非临床试验情况下搜集到的数据也证实，将 HPV 疫苗加入国家免疫接种计划后，HPV 相关宫颈疾病的患病率降低。这一现象符合 HPV 疫苗临床试验中观察到的效力，且可能反映了疫苗的群体免疫作用（当人群接种达到一定比例，疫苗对未接种人群也产生保护效力的作用）。

（宋　丹）

142. HPV 疫苗对预防肛门疾病、口腔疾病、肛门生殖器疣效果分别如何？

HPV 疫苗对肛门疾病影响的相关数据较少。有研究发现，在未感染过 HPV 的男性中，四价疫苗预防相应 HPV 亚型所致的肛门上皮内瘤变的效力为 78%，而在总体人群中为 50%。虽然在女性中没有关于 HPV 疫苗预防肛门上皮内瘤变的直接效力数据，但已证实接种二价 HPV 疫苗能降低肛门 HPV16 型和 HPV18 型的感染率。因为男性和女性的肛门癌大部分都与 HPV16 型和 HPV18 型相关，所以预计接种疫苗也会降低女性肛门上皮内瘤变和肛门癌的发病风险。

目前还未评估 HPV 疫苗接种能否预防 HPV 相关的口咽癌的发生。但国外一项试验发现，接种二价 HPV 疫苗的受试者与未接种 HPV 疫苗的对照受试者相比，接种疫苗后 4 年，前者口腔标本中发现有可检测到的 HPV16 型或 HPV18 型的人数明显少于后者。据估计，疫苗预防口腔 HPV 感染的效力为 93%。

肛门生殖器疣这类疾病最常由 HPV6 型和 HPV11 型导致。临床已经证实，四价和九价 HPV 疫苗具有预防尖锐湿疣的效力。二价 HPV 疫苗并不针对这些 HPV 亚型，因此不能预防肛门生殖器疣。

（宋　丹）

宫颈癌与 HPV 疫苗

143. HPV 疫苗的保护效力究竟能维持多久？

长期随访研究显示，在年轻女性中，四价 HPV 疫苗至少有长达 12 年以上的持续保护效力，九价 HPV 疫苗保护效力长达 7.6 年，考虑与形成免疫记忆有关。在对 HPV 疫苗进行研究的整个过程中，疫苗均显示出极长的保护持续时间。有试验研究，女性受试者接种疫苗后至少 7 年，仍能观察到疫苗继续预防高级别宫颈、阴道和外阴肿瘤。另有试验研究，免疫接种后长达 10 年，患者仍有持久抗体浓度并受到抗 HPV 感染的保护。随着疫苗研究中男性和女性参与者随访时间延长，将来会得到进一步的数据。HPV 疫苗在欧美国家上市已有 10 年，从跟踪研究中发现，保护性抗体目前是还存在的，更久的保护效果需要时间验证。目前没有证据显示，随着时间的流逝，HPV 疫苗的保护能力会丢失。

（宋　丹）

144. HPV 疫苗是不是价越高越好？

首先，我国不同价数 HPV 疫苗的接种年龄有所不同。从接种年龄段及经济效益来说，二价疫苗，适合 9～45 岁的女性接种，需接种 3 剂次，分别在 0 个月、1

个月、6 个月各接种 1 剂次，三针接种完共计价格约 1 800
元。四价疫苗，适合 9～45 岁女性接种，需接种 3 剂次，
分别在 0 个月、2 个月、6 个月各接种 1 剂次，三针接种
共计价格约 2 500 元。九价疫苗，适合 16～26 岁女性接
种，分别在 0 个月、2 个月、6 个月各接种 1 剂次，三针
接种共计价格约 4 000 元。国内之所以明确限定了疫苗的
接种年龄，是因为只针对特定年龄组进行了临床试验。这
并不等于这个疫苗对其他年龄组无效，只是在国内需要进
行更多的临床试验，获得批准后才能扩大适用的接种人群
范围。

另外，从预防疾病角度来说，不同价疫苗所预防的疾
病、适合人群有所不同。二价、四价和九价疫苗都能预防
HPV16 型、HPV18 型引起的宫颈癌，这两种亚型引起的
宫颈癌和宫颈癌癌前病变，几乎占所有病例的 70%。四价
和九价疫苗除了能预防 HPV16 型、HPV18 型引起的宫颈
癌，还能预防多种 HPV 亚型引发的生殖器尖锐湿疣。

但是价数越多的 HPV 疫苗越好吗？不一定，价数越
多对工艺和稳定性提出的挑战也越高，各种蛋白之间也许
会相互影响。有一些科学家对二价疫苗和四价疫苗进行了
正面的"头对头（head-to-head）"比较。结果发现，二价
疫苗在针对 HPV16 型和 HPV18 型的抗体水平高于四价疫

苗，而且还能部分预防 HPV31 型和 HPV33 型感染。如果以预防宫颈癌为目的，二价疫苗可基本满足需求。从预防医学的角度来说，疫苗应该遵循保护大多数公众健康的原则。因此，疫苗的选择并不需要越贵越好，公众不要一味追求"豪华版"，要根据自身情况和需求进行选择。

（宋　丹）

145. HPV 疫苗对疫苗未包含的其他 HPV 类型有预防作用吗？

由于 HPV 蛋白自身的结构特征，一些 HPV 型别之间具有共同抗原表位，可能引起体液免疫中抗体发生交叉中和反应。有观点认为，二价疫苗使用的专利佐剂 AS04 这种辅料有助于抗体的产生，有一定的交叉保护作用——除了对疫苗覆盖的 16 型、18 型有保护作用以外，对高危亚型 31 型、33 型、45 型也有一定的保护。交叉保护作用也不是二价疫苗独有的，四价疫苗也观察到了同样作用。所以，现在业界认为，二价和四价疫苗对 3 种 HPV 型别（HPV31 型、HPV33 型、HPV45 型）具有一些交叉保护效力，该三个型别 HPV 与 13% 的宫颈癌病例相关。但并不是所有具有蛋白序列相似的 HPV 型别都观察到交叉保护。目前，HPV 疫苗的临床研究并不是为了评估疫苗对未包含的其他 HPV 类型有无预防作用，因而研究很少，HPV 疫苗所提供的交叉保护作用不一致，保护能持续多久尚未明确。所以，目前仍不应该夸大二价和四价 HPV 疫苗的交叉保护作用。

（宋　丹）

146. HPV 疫苗等于宫颈癌疫苗吗？

近来，关于 HPV 的新闻铺天盖地，神奇万分。这让超越接种年龄的女性们非常沮丧，因为有人说打了 HPV 疫苗就不会得宫颈癌了，HPV 疫苗就是宫颈癌疫苗，就像吃了糖丸就不得脊髓灰质炎一样。

但是，作为妇科肿瘤科医师，我可以负责任地告诉您：虽然宫颈癌的一个非常重要的致病因子是 HPV，即人乳头状瘤病毒，但 HPV 疫苗和宫颈癌疫苗可真不是一回事。

首先，HPV，也就是人乳头瘤病毒，现在我们已经发现并分型的有 200 多种，世界的神奇与神秘让我们不知道还有多少种 HPV 是我们还没有发现的。其次，根据 HPV 的致病能力，分为高危型和低危型。低危型如 HPV6 型、

HPV11 型、HPV13 型、HPV32 型、HPV34 型、HPV40型、HPV42 型、HPV43 型、HPV44 型、HPV53 型、HPV54 型与外生殖器、口腔等黏膜的尖锐湿疣密切相关；高危型如 HPV16 型、HPV18 型、HPV30 型、HPV31 型、HPV33 型、HPV35 型、HPV39 型与宫颈癌、直肠癌、口腔癌、扁桃体癌等密切相关。高危型也是我们比较关注和担心的，因为高危型 HPV 持续感染是宫颈癌的主要危险因素。90% 以上的宫颈癌伴有高危型 HPV 感染，尤其是HPV16 型和 HPV18 型，是我们所谓的高危中的高危！

说完了 HPV，下面再来看看疫苗。中国的进步飞速，宫颈癌疫苗的上市也越来越快地和国际接轨。目前市面上 HPV 疫苗包括以下 3 种：①二价疫苗：可以预防HPV16 型和 HPV18 型病毒感染。国际研究数据显示，超过 70% 的宫颈癌都是由这两种病毒引起的。二价适用于9~45 岁的女性，在第 0 个月、1 个月、6 个月给药。②四价疫苗：可以预防 6 型、11 型、16 型、18 型 HPV 感染。尽管 HPV6 型和 HPV11 型不属于宫颈癌高危型 HPV，但它们可以引起外阴尖锐湿疣。四价疫苗适用于 9~45 岁女性，在第 0 个月、2 个月、6 个月给药。③九价疫苗：可以预防 HPV6 型、HPV11 型、HPV16 型、HPV18 型、HPV31 型、HPV33 型、HPV45 型、HPV52 型、HPV58

型共 9 种亚型，国际研究数据显示，九价疫苗能预防 90%
的宫颈癌。用于预防 HPV 引起的宫颈癌、外阴癌、阴道
癌、肛门癌、生殖器疣、持续感染、癌前病变或不典型病
变。九价疫苗适用于 16～26 岁的女性。

所以，即便是九价疫苗，也只是预防那几种 HPV 的
感染，而不是全部。95% 的宫颈癌的发生和持续感染高危
型 HPV 有关，但就像上面我们提到的，还有许多种 HPV
是我们还没有认识的，还有很多有一定致病能力的 HPV
是我们还没有相应疫苗的。另外，还有一些特殊病理类型
的宫颈癌和 HPV 感染是没有关系的。所以，即使是超过
接种年龄的女性也不必沮丧，因为无论你是否接种了
HPV 疫苗，只要有过性生活，就不可避免需定期做宫颈
癌筛查，也就是我们所说的 TCT 和 HPV 检测，这才是最
重要的。因为对于宫颈癌的预防三阶梯，第一是接种疫
苗，第二就是定期筛查，然后就是有疑问者做阴道镜活
检。因为最常见的宫颈鳞癌和腺癌发展相对缓慢，只要定
期检查，我们就能及时发现问题，并且把魔鬼扼杀在摇
篮里！

（韩　超）

147. 接种了 HPV 疫苗还会感染 HPV 或得宫颈癌吗？

接种了 HPV 疫苗仍然有可能感染 HPV 或得宫颈癌，因为 HPV 疫苗不能预防已知导致宫颈癌的所有 HPV 亚型感染，疫苗未覆盖到的 HPV 类型同样能通过性传播。所以还是要戴避孕套，避免感染 HPV 的高危行为。接种 HPV 疫苗可以大大降低宫颈癌的发生率，但不能完全杜绝。另外，对于已存在的疫苗所覆盖 HPV 亚型感染或相关疾病，现有 HPV 疫苗既不能治疗，也不能加速清除。

（宋　丹）

148. 接种 HPV 疫苗是预防宫颈癌最好的办法吗？

虽然 WHO 指出 HPV 疫苗是预防宫颈癌最有力的措施，目前许多研究也证实了 HPV 疫苗的有效性和安全性，证明它是一道十分有效的屏障，但是就像上文提到的，即使接种了 HPV 疫苗也无法 100% 阻挡 HPV 的入侵，所以不是说接种了 HPV 疫苗就可以一劳永逸了。尤其是对于曾经感染过 HPV、存在宫颈病变以及错过了疫苗接种的时机、年龄 > 45 岁的女性，定期行宫颈癌筛查可能才是最合适的预防方式。另外，现在宫颈癌治疗疫苗也在快马加鞭的研制中。也许有一天，这种更有力的疫苗上市了，会给广大女性带来好处。此外，现在对于高年龄的女性接种疫苗的效果也在研究中，未来疫苗的接种年龄可能会有调整，给高龄女性带来福音。

但是无论怎样，我们还是要好好保护自己。首先是接种疫苗，然后最好在没有生育要求的情况下使用避孕套阻隔 HPV 感染，增加自身免疫力，即使有 HPV 感染也能迅速清除。通常我们在工作中遇到的最焦虑的莫过于 HPV 持续感染的患者，常常失眠，心情低落。在这里劝告大家，一定不用担心，一定是好好睡觉、好好吃饭、适当锻炼，才能增强自身的免疫力，相信自己强大的免疫系统，也相信科学结论，因为即使您已经发生宫颈轻度的癌前病变，10 年发生宫颈癌的概率不到 3%。绝大部分可以通过自身免疫力的增加和我们的相关治疗好转。最后还是要强调，定期的宫颈癌筛查非常重要。宫颈癌的定期筛查和 HPV 疫苗的接种相结合才是完美的。

（韩　超）

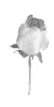

第四章

我很强，我也很温柔——HPV 疫苗
的安全性

149. 预防性 HPV 疫苗安全吗？接种会造成病毒感染或导致癌症吗？

目前已上市的疫苗都是基于病毒样颗粒（virus-like particles，VLPs）为抗原的疫苗。很多疫苗是经过人工处理的弱毒性病毒。相当于缴械了病毒的武器和装备，再将其推入战场。病毒样颗粒近乎于一个天然的病毒衣壳，但不含病毒 DNA，所以不具感染性和致癌性。也就是说，疫苗是按照病毒的外形制造的，就像一个人的面具一样，大家一看就将它认定为某一个人。HPV 疫苗也是如此，它有 HPV 的衣壳，可以让人体免疫系统将它认成是 HPV，并产生相应的免疫应答，生产并储备打仗的武器和装备。这些武器和装备在真正的病毒进入人体的时候就能产生作用。所以，它不会导致病毒感染或者癌症。

HPV 疫苗的安全性都已在大型临床试验中得到证实，且关于四价疫苗的大量许可后（获批和临床应用之后）数据支持这种安全性。

根据越来越多有关 HPV 疫苗安全性的数据，WHO 全球疫苗安全咨询委员会（Global Advisory Committee on Vaccine Safety，GACVS）声明，HPV 疫苗利大于弊。此外，针对有人根据个案报道提出，但无生物学和流行病学证据的疫苗危害，GACVS 提出了反对意见。

（晏　燕）

150. HPV 疫苗有什么不良反应？出现不良反应的概率有多大？如出现不良反应，应如何处理？

HPV 疫苗上市至今的安全性监测数据汇总显示：严重不良事件的发生率和背景事件发生率差异无显著性，包括不良妊娠结局、自身免疫性疾病（吉兰 - 巴雷综合征和多发性硬化等）、过敏性反应、静脉血栓栓塞症和卒中。全球疫苗安全咨询委员会（Global Advisory Committee on Vaccine Safety，GACVS）通过审查来自美国、澳大利亚、日本等国家以及疫苗生产企业的共超过 1.75 亿剂次 HPV 疫苗上市后的安全性监测数据，特别是疫苗不良事件方面的数据，认为 HPV 疫苗不存在安全性顾虑。各种类型的 HPV 疫苗在上市之前，都进行了大样本的研究。综合 3

种疫苗的说明书，我们可总结出 3 种疫苗的不良反应相似，主要为局部不良反应，严重不良事件极少见（表 2-4-1）。

表 2-4-1　3 种 HPV 疫苗不良反应汇总表

	全身不良反应（每剂接种后第 1 ~ 15 天）		局部不良反应（每剂接种后第 1 ~ 5 天）	
	十分常见（发生率 ≥ 10%）	常见（发生率为 1% ~ 10%，含 1%）	十分常见（发生率 ≥ 10%）	常见（发生率为 1% ~ 10%，含 1%）
二价疫苗	发热、疲劳、肌痛、头痛	腹泻、超敏反应、咳嗽、恶心、呕吐	疼痛、红斑、肿胀	硬结、瘙痒
四价疫苗	头痛、发热	恶心、眩晕、肢体疼痛	疼痛、肿胀、红斑	瘙痒、血肿
九价疫苗	无	发热、恶心、头晕、疲乏、肌痛、头痛	疼痛、肿胀、红斑	瘙痒、淤血、出血、感觉减退、肿块、发热

另外，预充式注射器的针帽可能含有天然乳胶，会引起乳胶敏感人群的过敏反应。

出现不良反应的处理：①晕厥反应：任何一剂疫苗接种后可能会出现晕厥，导致跌倒并受伤，因此，建议接种本品后留观至少 30 分钟或按接种规范要求。强直 - 阵挛性发作有关的晕厥通常为一过性，保持仰卧体位或头低脚高体位，症状可自行消失。②发热：与其他疫苗一样，受种者有急性严重发热病症时应推迟接种本品，若当前或近期有发热症状，是否推迟疫苗接种主要取决于症状的严重性及病因。仅有低热和轻度的上呼吸道感染并非接种的绝对禁忌。③血小板减少症患者及任何凝血功能障碍患者接种需谨慎，可以引起出血。

（晏　燕）

151. 不同类型的 HPV 疫苗的安全性有差别吗？

HPV 疫苗在临床试验阶段积累了较多的安全性数据。与其他疫苗类似，接种 HPV 疫苗可以引起接种部位或全身反应等不良事件，包括接种部位局部反应及全身反应。

一项美国 1 106 名 18～45 岁女性参加的研究显示，接种二价 HPV 疫苗后局部反应发生率比接种四价 HPV 疫苗高，其局部疼痛、红斑各肿胀均高于四价。哥伦比亚等国家针对九价 HPV 疫苗和四价 HPV 疫苗的随机对照双盲试验研究中，接种部位反应在九价疫苗接种组高于四价疫苗接种组，但大部分为轻中度。研究显示，九价 HPV 的临床试验安全性与二价、四价 HPV 疫苗相似。临床试验研究中也报道了部分严重不良事件，包含死亡病例。前述多项研究中，试验组与对照组、不同疫苗组间新发慢性疾病、新发的自身免疫性疾病（autoimmune disease，AD）、妊娠结局等严重不良事件在各组间差异不大。

总而言之，不管是二价、四价还是九价 HPV 疫苗，均在接种后出现不同的局部、全身不良反应，甚至严重不良反应，但是几种效价疫苗的安全性差异不大，而严重不良反应都曾有发生，但因其发生较罕见，尚无确切证据表明与接种 HPV 疫苗相关，仍需继续进行大规模的人群观察研究进行确证。

（晏　燕）

152. 接种 HPV 疫苗的同时可以接种其他疫苗或服用其他药物吗?

查阅各个 HPV 疫苗的使用说明书，我们可以总结出：

（1）接种本品前 3 个月内避免使用免疫球蛋白或血液制品。

（2）尚无临床证据显示使用镇痛药、抗炎药、抗生素和维生素制剂以及激素类避孕药会影响本品的预防效果。在全球研究中，7 269 名女性（16 ~ 26 岁）中有 60.2% 在接种疫苗期间使用了激素类避孕药。使用激素类避孕药并未影响针对本品的特异性免疫应答。

（3）由于缺乏配伍禁忌研究，本品禁止与其他医药产品混合注射。

（4）目前尚无临床数据支持本品与其他 HPV 疫苗互换使用。如果完成 3 剂四价 HPV 疫苗接种后需要接种九价疫苗，则至少间隔 12 个月后才能开始接种，且接种剂次为 3 剂。

目前尚无临床数据支持不同类型的 HPV 疫苗可以互换使用。

（晏　燕）

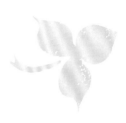

第五章
我的择偶标准——HPV 疫苗的接种人群

153. 哪些女性需要接种 HPV 疫苗？

　　HPV 寻找宿主可不会手下留情，理论上，所有符合国家规定年龄范围的女性都应该接种 HPV 疫苗。那些对 HPV 来说"好欺负"的女性，也就是上述提到的具有 HPV 感染高危因素（如 16 岁前开始性生活、性伴侣过多、吸烟等）的女性就更应该尽早接种疫苗。另外，研究数据表明，在 HPV 暴露之前（开始性生活之前）接种疫苗，防控效果是最佳的。因此，中国学者更推荐女孩子在初中阶段（即 13～15 岁）来接种疫苗。专家们普遍认为，基于中国国情，这个年龄是接种 HPV 疫苗最合适的时候。

（金碧霞）

154. 哪些男性需要接种 HPV 疫苗？

　　因为男性也可能会感染或传播 HPV，所以在美国疾病预防控制中心的指南当中指出，以下男性需要接种 HPV 疫苗：男性 9 ~ 21 岁推荐接种 HPV 疫苗；26 岁之前没有接种疫苗的男同性恋、双性恋和其他与男性有性关系者；26 岁之前没有接种疫苗的男性艾滋病患者或免疫力低下者也应接种 HPV 疫苗。这样可以阻断与 HPV 疫苗相关的一些生殖器疣以及肛门癌和阴茎癌的发生，更可以防止男性将 HPV 传播到性伙伴。

（晏　燕）

155. 哪些人不宜接种 HPV 疫苗？

以下人群不适宜接种 HPV 疫苗：

（1）有免疫系统疾病（如糖尿病、艾滋病等）及长期使用免疫抑制剂的人：疫苗的接种会引起人体免疫反应，若本身免疫系统存在问题的人，接种后可能会加重免疫系统疾病，因此不建议接种。

（2）妊娠妇女及哺乳期妇女：目前的研究资料尚无法证明 HPV 疫苗对妊娠妇女及胎儿是安全的，因此出于安全考虑，建议妊娠期间以及哺乳期的妇女避免接种 HPV 疫苗。

（3）正患有急性疾病者：急性疾病患者常伴有发热

等全身症状，接种疫苗可能会加重症状。

（4）过敏体质者：疫苗中的活性成分以及辅料成分可能会引起过敏者的过敏反应，接种前应该提前了解自己是否会对疫苗产生过敏，再决定能否接种。已知对酵母过敏的人不宜接种。如果既往接种过 HPV 疫苗，有过敏史，是不适合再次接种的。

（5）长期服用药物者：目前关于药物与 HPV 疫苗之间是否会产生毒副作用的研究尚缺，从安全角度上看，长期服用药物者不建议接种 HPV 疫苗。

（晏　燕）

156. 什么年龄接种 HPV 疫苗最好？超过或小于适宜年龄能接种 HPV 疫苗吗？

2019 年欧洲肿瘤内科学会（ESMO）上，来自英国 Queen Mary 大学癌症预防中心的 Jack Cuzick 通过科学研究证据总结报道：宫颈癌是唯一一种有已知单一病因（人乳头瘤病毒，HPV）的癌症；只有持续感染了高危型 HPV，才会发展成为宫颈癌。先要明确的是，HPV 疫苗在 HPV 感染期间是无法起到任何作用的，但它却能有效预防新发感染或先前病毒感染已被清除情况下的再次感染。WHO 推荐的 HPV 最佳接种年龄是 12 ~ 14 岁，免疫有效率可达 100%。首剂年龄甚至可以提前到 9 岁，在青春期时广泛普及 HPV 疫苗接种是防控的关键。针对老年女性（经筛查具有 HPV 感染）、青少年男孩及具有感染风险的男性的研究需要进一步展开。目前，我国对 HPV 疫苗接种者的年龄有明确限制，超出 1 天都不予接种。

（晏　燕）

157. 为什么九价疫苗在海外及中国香港等地区的适用年龄是 9 ~ 45 岁，而在中国内地是 16 ~ 26 岁？

九价疫苗是目前市场上在售的 HPV 疫苗中覆盖 HPV 类型最多的一种，但在中国内地，其适用年龄范围却较其他几种疫苗来说更窄。国家药品监督管理局批准的适宜年龄为 16 ~ 26 岁，而不是 16 ~ 45 岁甚至更大胆地说是 9 ~ 45 岁（中国香港等地区及欧美国家推荐 9 ~ 45 岁）。之所以在批文中提及"有条件的批准"，是因为评审专家基于商家提供的研究，认为他们提供的 9 ~ 15 岁和 27 ~ 45 岁的研究依据尚不充分，这是出于科学态度和为民负责的精神，至于将来适宜年龄范围可否放宽，则需要后续的临床研究以待证实。

（晏　燕）

158. 男性或男童是否可以接种 HPV 疫苗，有年龄限制吗？

实际上男性 HPV 感染率比女性高得多，且持续感染同样会在男性中引起生殖器疣、肛管癌、口咽癌、阴茎癌等一系列问题。2012 年全球 HPV 疾病负荷调查表明，30.8% 的口咽癌是由 HPV 感染引起。据美国疾病预防控制中心（Center for Disease Control and Prevention，CDC）2018 年的最新数据显示，以男性居多的口咽癌年发病人数甚至一度超越了女性宫颈癌。由于缺乏诸如女性 CIN、VIN 那样可供监测的癌前病变，男性 HPV 感染的早筛、早诊的实施任务原本就很艰巨；再加上国内的 HPV 疫苗注射人群并不包括男性，导致我国男性对 HPV 疫苗的实际效用知之甚少。但目前已有多项研究证实，HPV 疫苗其实对男性也具有不错的作用。一项于 2015 年刊登于《疫苗》期刊的研究发现，在接种九价 HPV 疫苗 7 个月后，也就是 3 剂注射完成后，男性接种者获得了与女性不相上下的抗体滴度（免疫保护效力强度）。

男性 HPV 感染的防控仍是一个大难题，尤其是与 HPV 感染相关的男性口咽癌高发将是未来人类要面临的一项重大挑战。

根据 HPV 九价疫苗说明书，对于男性，可在 11～12 岁时为其提供常规免疫接种，但也可从 9 岁时开始接种。另外，应为先前未接种过疫苗的 13～21 岁男性提供疫苗补种。对于男男性行为者（MSM）和免疫功能受损的男性，应在不超过 26 岁时予以接种疫苗。

但是，大部分国家及 WHO 的官方文件尚未推荐男性接种疫苗，详见"159. 为何大部分国家以及 WHO 官方文件中并未推荐男性接种 HPV 疫苗？"

（晏　燕）

159. 为何大部分国家以及 WHO 官方文件中并未推荐男性接种 HPV 疫苗？

WHO 于 2017 年建议，9～14 岁未发生过性行为的女性为接种 HPV 疫苗的主要目标人群，15 岁以上的女性或男性为次要目标人群。理论上来讲，不管是男性还是女性，都是有必要接种 HPV 疫苗的，因为 HPV 不仅对女性有致病作用，它对男性同样有致病作用。给男性接种

HPV 疫苗, 一方面是可以保护男性自身的健康, 另一方面是可以降低携带 HPV 的男性通过性传播传染给女性的风险。但是 WHO 表示, 免疫接种策略应优先保证接种主要目标人群的高接种率。只有在可行、负担得起、具有成本效益且不转移主要目标人群疫苗接种资源的情况下, 才建议对第二目标人群(如 > 15 岁的女性或男性)进行疫苗接种。

首先, 女性对疫苗需求比男性更大。女性最常见的 HPV 感染部位为宫颈, 与男性最常见的感染部位阴茎相比, 女性 HPV 不容易清除, 若免疫力欠佳, HPV 持续感染就可能导致癌症。HPV 在男性身上更多是一种"隐性感染", 即呈现病毒感染状态但并不发病。男性感染 HPV 后可能导致的疾病有生殖器疣、阴茎癌、肛门癌等。根据《2014 世界卫生组织对中国 HPV 与相关疾病报告》, 在世界范围内, 50% 以上的阴茎癌与 HPV 感染相关, 发展中国家比发达国家阴茎癌发生率高, 中国阴茎癌患者中 HPV16 型和 HPV18 型病毒的感染率为 19.5%。总之, 与 HPV 较高的感染率相比, 男性 HPV 相关肿瘤并不算常见。考虑到目前市场供应的不足, 一旦放开男性接种 HPV 疫苗, 很有可能会影响供应给女性的疫苗数量, 进而导致女性接种 HPV 疫苗出现更为紧张的情况。给年轻女性接种，是在资源有限情况下成本效益最高的政策。

　　此外，无论是二价还是四价宫颈癌疫苗，在国内上市需要经过国家严格审批，目前国内上市 HPV 疫苗只针对女性进行了临床试验。因此，目前除了澳洲男孩可以免费接种 HPV 疫苗，中国以及大多数国家都是优先女性接种，并未推荐男性接种 HPV 疫苗。在我国，男性即使自愿要求自费接种，按规定也是不给接种的。

（金碧霞）

160. 有性生活后可以接种 HPV 疫苗吗？

　　一般认为，接种 HPV 疫苗应在推荐年龄范围内，且接种的最佳时间为首次性行为前。疫苗在男性和女性中效力的临床试验数据提示，HPV 疫苗免疫接种对从未感染 HPV 的人群最有效。但有性生活不是接种该疫苗的禁忌证，即有性生活者同样可以接种 HPV 疫苗。

　　在疫苗研发阶段，为了排除 HPV 感染，要求没有性生活的女性接种。因为女性有性生活后，被 HPV 感染的机会急剧增加。目前认为，即使有过性生活，照样可以接种疫苗。如果给这些女性接种疫苗，对分析结果的研究者而言"不太好算"，而对国家而言则"不太合算"。但要特别注意，只是不太合算，而不是没有医学价值。也就是说，即使有了性行为，也可以接种疫苗。当然，如果终生不打算有性生活，接种 HPV 疫苗的必要性就很小了。

（韩松筠）

161. 有宫颈炎或宫颈糜烂能否接种 HPV 疫苗？

有宫颈炎或宫颈糜烂者当然可以接种 HPV 疫苗，因为妇科炎症不影响疫苗的接种；而且宫颈炎性病变和宫颈糜烂是 HPV 感染的高危人群，针对我国 8 798 名 35 ~ 50 岁的农村妇女的 HPV 感染相关危险因素的研究表明，宫颈炎性病变可增加其感染风险，故宫颈炎或宫颈糜烂不仅可以而且有必要接种，同时建议越早接种越好。

（韩松筠）

162. 经期、妊娠期和哺乳期能否接种 HPV 疫苗？

月经期：目前的资料显示，月经期并不影响 HPV 疫苗接种。但是月经期女性普遍免疫力降低，且接种疫苗后会有发热、疼痛等不适，所以虽然不是绝对禁忌，但还是尽量避开较好。

妊娠期：虽然目前国内外研究没有发现 HPV 疫苗对胎儿有不利的影响，但是由于研究有限，并不推荐在妊娠期计划接种 HPV 疫苗。如果在开始疫苗系列接种后才发现妊娠，可以继续妊娠，并且建议剩下的疫苗系列接种应推迟至产后再接种。

哺乳期：目前研究尚未发现 HPV 疫苗诱导的抗体经母乳分泌情况，但是由于相关研究数据有限。疫苗说明书上也并不建议哺乳期接种疫苗。

（王　晨）

163. 接种 HPV 疫苗期间发现妊娠了怎么办？

接种 HPV 疫苗期间发现妊娠了？不要慌！

虽然目前 HPV 疫苗不建议在妊娠期间接种，但是目前国内外研究并没有发现疫苗对胎儿有不利影响。

如果在疫苗接种后 6 个月内或者更短的时间意外妊娠，可以继续妊娠，但是要告知你的产检医师呦。

如果在接种疫苗期间发现妊娠，那也没有关系，可以暂停接种，等妊娠这档事结束再说不迟。

（王　晨）

宫颈癌与 HPV 疫苗

164. 如果我已经感染了 HPV，可以接种 HPV 疫苗吗？

已知有 HPV 感染或 HPV 感染导致宫颈病变的女性仍可以接种 HPV 疫苗。现有疫苗可预防多种 HPV 感染，女性同时感染疫苗所包含的所有型别的可能性很低，即使感染了其中一种型别，接种 HPV 疫苗还可以预防其他疫苗未覆盖的相关 HPV 型别的感染。

2014 年美国免疫接种咨询委员会（ACIP）推荐：HPV 疫苗接种可以提供针对尚未感染的 HPV 类型的保护；不论是否有宫颈细胞学异常、已知 HPV 感染或 HPV 相关病变均建议在推荐年龄接种 HPV 疫苗。但需要注意的是，随着宫颈细胞学结果严重程度的增加，HPV16 型或 HPV18 型感染的可能性增加，疫苗接种的预期效益降低。另外，虽然仍建议接种疫苗，但是您需了解疫苗接种不会对现有的 HPV 感染、HPV 相关的癌前病变、癌症或肛门生殖器疣产生任何治疗效果。

（韩松筠）

165. 如果我感染过 HPV，或者已导致宫颈癌或癌前病变但目前已治愈，可以接种 HPV 疫苗吗?

大部分女性在 HPV 感染后，其自身机体免疫机制能对 HPV 进行清除，故称为一过性 HPV 感染，也就是我们常说的既往感染。那么，这类女性如果接种 HPV 疫苗，是否依然能保持良好的预防效果呢?

国外的一项对 16～26 岁既往感染过疫苗相关 HPV 型别、血清学阳性但 DNA 阴性女性随访 440 个月的临床研究显示，四价 HPV 疫苗对包括 HPV16/18 型在内的 CIN Ⅰ 以上的宫颈病变的保护力为 100%。国外的一项对 24～45 岁血清学阳性但 DNA 阴性女性随访 4 年的临床研究显示，四价 HPV 疫苗对包括 HPV16/18 型在内的 CIN 等 HPV 相关病变的保护力为 66.9%。由此可见，在 HPV 既往感染人群中，预防性 HPV 疫苗能有效预防 HPV 相关病变。

下面我们再来看看，曾经患宫颈病变，并治疗痊愈后的女性，她们的 HPV 感染情况如何? 一项纳入了 25 项研究、近 2 000 例接受过 HPV 癌前病变治疗的女性的荟萃分析显示，宫颈病变女性治疗后，术后随访 3 年的 HPV 的感染率为 0～47%。由此可见，接受过宫颈病变治疗的女性仍然容易感染 HPV。故对于有既往癌前病变治疗史的女性患者，接种 HPV 疫苗可有效预防宫颈病变复发。另有一项研究对 737 名在 20～45 岁、被诊断患有 CIN Ⅱ～Ⅲ、且接受过宫颈 LEEP 手术的患者进行随访，结果显示，接种过 HPV 疫苗的患者中，有 2.5% 的患者 CIN Ⅱ～Ⅲ复发，在非 HPV 疫苗接种组中，复发的概率是接种组的 3 倍；在感染 HPV16 型和 / 或 HPV18 型的患者中，非HPV 疫苗接种组发生的与疫苗 HPV 型别相关的复发性CIN Ⅱ～Ⅲ 的概率约是接种组的 3.5 倍。国外的一项对178 名有既往 HPV 病史的女性的前瞻性随机对照试验显示，有既往 HPV 病史的女性在接种疫苗后，可有效降低HPV 相关疾病复发的风险。疫苗接种组的 HPV 相关疾病复发率仅为 3.4%，而未接种疫苗组的 HPV 相关疾病复发率为 13.5%，是疫苗接种组的 4 倍。韩国研究显示，HPV感染或由此引发的宫颈病变治愈后，进行 HPV 疫苗接种可以减少疾病的复发率。故提出观点：对于过去曾经感染过 HPV 且患过宫颈癌或癌前病变，目前已治愈的人群，接种 HPV 疫苗有益，尤其是患者并未感染过目前的疫苗能预防的几类 HPV 时，接种疫苗非常有好处。

（韩松筠）

166. 如果我存在过早性生活、多个性伴侣、多次流产的情况，需要接种 HPV 疫苗吗?

首先，存在过早性生活、多个性伴侣、多孕多产均是 HPV 感染的危险因素。

HPV 感染的传播途径中，性传播为最主要的途径;其次为皮肤黏膜接触传播;此外，也可有母婴传播，也就是产妇可能传播给胎儿或新生儿。

早婚或过早有性行为的女性患宫颈癌的危险性高。女性性生活开始过早，其宫颈局部发育尚不够成熟，性行为的频繁刺激、创伤与感染有关。研究表明，15~16 岁有初始性行为者 HPV 感染的危险性是 ≥ 21 岁者的 2.55 倍。拉丁美洲四个国家的一项病例对照研究显示，16 岁以前就开始有性生活的女性，其宫颈鳞癌发病率是 20 岁以后才开始性行为者的 2.3 倍。我国一项纳入 156 例女性的回顾性分析显示，在初次性生活年龄 < 18 周岁的女性中，宫颈癌及癌前病变患者比例约是健康人群的 3 倍。

多个性伴侣即性行为紊乱是宫颈癌的另一个高危因素。性伴侣越多，其宫颈癌发生的相对危险性越高;女性的性伴侣曾有或同时拥有多个性伴侣，或性伴侣的配偶患有宫颈癌，也是女性本人患宫颈癌的高危因素。有 2 个及以上性伴侣的女性其宫颈鳞癌发病率是 1 个性伴侣女性的

1.5 倍。我国一项纳入 1 686 例宫颈疾病女性的回顾性定群研究显示，多性伴女性的 CIN 及宫颈癌发生率是单一性伴女性的 2.95 倍；女性性伴拥有多个性伴侣，该女性的 CIN 及宫颈癌发生率高达 9.34 倍。

多次人工流产增加 HPV 感染率。宫颈上皮细胞受到机械性损伤，增加了 HPV 入侵机会，如果不及时发现及治疗，易引起宫颈上皮内瘤变，如果子宫颈受到反复的损伤及感染，诱发癌变的可能性急剧增加。我国一项纳入 312 例女性的病例对照研究显示，随着人工流产次数的增多，宫颈癌的发生危险升高；人工流产次数 ≥ 2 次者，宫颈癌的发病风险是人工流产次数 < 2 次者的 6.86 倍。

由此看出，以上因素均是宫颈癌发生的高危因素，存在这些情况的适龄女性更应该接种 HPV 疫苗。

（韩松筠）

167. 如果我有 HIV 感染、免疫功能低下和／或长期口服免疫抑制剂，可以接种 HPV 疫苗吗？

对于感染人类免疫缺陷病毒（HIV）的女性，HPV 的感染率可能比正常人群更高。HIV 的感染会引起免疫抑制，机体对 HPV 的清除能力减弱，导致 HPV 的病毒复制能力更强，HPV 感染率随抑制程度增加而增加。对 HIV 阳性妇女来说，生殖系统感染 HPV 也是以性传播为主：在 HIV 病毒传播的过程中也可能伴随 HPV 的传播。我国深圳一项病例对照研究显示，HIV 感染女性的 HPV 感染率是 HIV 阴性女性的 5.5 倍。由此可见，HIV 感染的发生对 HPV 感染具有促进作用，因此建议 HIV 患者更需要接种 HPV 疫苗。然而 HIV 患者对 HPV 疫苗的认知和接种率不容乐观。美国一项对 HIV 患者的问卷调查显示，在接受调查的患者中，仍有一半的患者不知道 HPV 会导致宫颈癌，仅 38% 的患者知道 HPV 疫苗。加拿大一项对 279 例已感染 HIV 的女性患者（WLWH）接种 HPV 疫苗后随访 2 年的研究证实，四价 HPV 疫苗可有效降低 HIV 感染女性的 HPV 持续感染。一项来自艾滋病临床试验组（ACTG）的国际多中心临床研究显示，HIV 感染女性完成 3 剂四价 HPV 疫苗接种后 1 个月的免疫应答良好。来自艾滋病毒 / 艾滋病干预措施的青少年医学试验网络（ATN）的一项研究显示，HIV 阳性女性完成 3 剂四价 HPV 疫苗接种后 1 个月的免疫应答良好。研究者对于 13 ～ 27 岁的 HIV 感染者接种四价 HPV 疫苗观察其使用的安全性报告中显示，HIV 感染者接种 HPV 疫苗后出现疼痛、红疹等局部反应和疲倦、头痛等全身反应比较多。

部分研究在 92 名 HIV 阳性成人中进行二价 HPV 和四价 HPV 比较，二价疫苗的接种部位反应多于四价疫苗，但均无严重不良事件发生。HIV 感染人群是另一个免疫缺陷的重点人群。学者对 HPV 疫苗在 HIV 感染者中使用的安全性也十分关注。美国、巴西、南非研究者在 319 名 13～45 岁的 HIV 感染女性中开展了接种四价 HPV 疫苗的试验研究，未发现严重的安全性事件。其较为常见的不良反应是局部疼痛。

对于免疫功能低下人群，由于其自身免疫功能缺陷、接受免疫抑制剂治疗等原因，更易受到 HPV 感染或感染后无法自身清除，故这类特殊人群更应接种 HPV 疫苗来进行防护。但免疫功能低下人群接种 HPV 疫苗是否会引起更大的不良反应呢？在多项关于免疫功能低下人群接种 HPV 疫苗的研究中，未发现严重不良反应与接种 HPV 疫苗相关。例如，对 9～26 岁的女性感染性肠病的患者接种四价 HPV 疫苗进行研究，发现不良反应均与接种 HPV 疫苗无关或不太可能有关；对法国及欧洲部分地区 14～26 岁自身免疫性疾病患者接种四价 HPV 疫苗的安全性进行研究，观察期自 2006 年 12 月至 2011 年 4 月，研究均未发现接种四价 HPV 疫苗不良反应的增加。

（韩松筠）

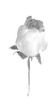

第六章

和疫苗有个约会——接种 HPV 疫苗
的流程和方法

168. HPV 疫苗如何储存？

　　HPV 疫苗建议应储存在 $2 \sim 8℃$ 冰箱恒温保存，不需要冷冻，并建议从冰箱中取出后应尽快接种。现阶段，稳定性研究表明：HPV 二价疫苗，在 $8 \sim 25℃$ 的温度下存放 3 天或在 $25 \sim 37℃$ 的温度下存放 1 天，具有稳定性；四价疫苗，在 $8 \sim 42℃$ 的温度下存放 3 天具有稳定性；对于九价疫苗，其疫苗成分在 $8 \sim 25℃$ 的温度下保存 3 天，具有稳定性。

（韩松筠）

169. 中国内地（大陆）哪些机构可以接种 HPV 疫苗，可以去国外或者中国港澳台地区接种疫苗吗？

　　目前我国内地（大陆）在售的 HPV 疫苗包括二价、

四价和九价疫苗。这些疫苗接种各地不同，不少地区可在定点医院接种，北京地区女性在社区医院、社区卫生服务中心或一些私立医院就可以接种。具体接种单位请咨询当地疾病预防控制中心。

有条件的人群可以前往国外或者中国港澳台地区接种九价疫苗，且现阶段中国香港九价疫苗的接种年龄为 9 ~ 45 岁，您可以通过电话预约方式。接种注意事项同前述，但这种方式也有很多缺点，除却多次往返很不方便的问题，注射任何疫苗都有风险，比如发现不良反应、注射的疫苗质量不合格、疫苗注射风险及间隔时间等提示不到位等。所以，还是建议大家最好就近前往社区卫生服务中心或可靠的医疗机构接种。

（韩松筠）

170. 各种 HPV 疫苗的接种程序、价格、给药方式是怎样的？

三种疫苗都是肌内注射，首选接种部位为上臂三角肌，就是打在胳膊上。本品严禁静脉或皮内注射。

二价疫苗推荐于 0 个月、1 个月和 6 个月分别接种 1 剂次，共接种 3 剂，每剂 0.5ml。和乙肝疫苗的接种方法一样，打完第一针间隔 1 个月后再打第二针，距离第一针 6 个月后打第三针。国产二价疫苗与进口二价疫苗规定的接种程序稍有不同。进口疫苗需按上述程序完整接种 3 剂，国产疫苗的说明书指出 9～15 岁女童接种 2 剂即可，15～45 岁女性需接种 3 剂。

四价和九价疫苗按照 0 个月、2 个月、6 个月的免疫程序接种 3 剂，就是第二针和第一针间隔至少 2 个月，其余和二价疫苗一样。根据国外临床研究数据，首剂与第二剂的接种间隔至少为 1 个月，而第二剂与第三剂的接种间隔至少为 3 个月，所有 3 剂应在 1 年内完成；并且 15 周岁以下女童只需要接种 2 剂。

关于费用问题：北京公立机构价格为二价疫苗（进口）580 元 / 支，加上挂号费、注射费等其他费用，3 支打完需要 1 800 元左右；二价疫苗（国产）329 元 / 支，9～14 岁打完 2 支需 658 元，15～45 岁打完 3 支需 987 元。四价疫苗 798 元 / 支，3 支需要 2 400 元左右。九价疫苗 1 298 元 / 支，3 支需要 4 000 元左右。私立医院因为挂号费和注射费等附加费用的关系，价格会有不同程度的上浮，但是疫苗本身没有区别（详见表 2-1-1）。

（丁　丁）

171. HPV 疫苗的预约和接种流程如何?

可以到就近的社区医院或卫生服务中心询问,也可以询问当地疾病预防控制中心,私立医院可以网上购买后电话咨询预约。请注意,医疗机构会按照身份证上的年龄计算,必须符合国家规定的年龄才能接种相应的疫苗。预约完毕后,按照预约时间前往接种疫苗就可以了,请携带身份证,未成年人需要监护人并均携带身份证件陪同。接种疫苗前医师会进行简单问诊,如果当日有感冒、发热或有任何医师认为不宜接种的特殊情况,不能注射疫苗。任何一剂疫苗接种后均可能会出现晕厥(昏厥),导致跌倒并受伤,尤其是在青少年及年轻成人中。因此,建议接种本品后留观至少 15 分钟或按接种规范要求。

（丁　丁）

172. 怎么知道我接种的 HPV 疫苗靠不靠谱?

具备疫苗接种资质的单位,疾病预防控制中心往往会有清单,网友可以登陆本地疾病预防控制中心网站或拨打"12320"公共卫生热线,寻找住所附近的正规医疗机构。

一般而言,公立机构不可能有假疫苗,私立机构有可能,那么可以在打疫苗的时候问一下该机构是否有资格,先予以核实。对于如何识别疫苗是否正规的问题，以 HPV 疫苗为例，二价和四价的 HPV 疫苗包装上都会有一个 20 位数的药品追溯码，每支疫苗的追溯码均不同，可以用手机支付宝的扫码功能查看厂家、批号、有效期等，以验明正身。

另外，九价疫苗的新包装加上了热稳定标签（HEAT marker）。这是一个铜钱形状的贴纸，外围圆圈部分为紫色，内部为白色正方形。标签会随着温度变化而变色，若标签白色部分逐渐变成紫色或者更深的颜色，表明温度已经超出疫苗可承受的高温暴露范围，该疫苗必须报废。显然，该标签可以更好地监控疫苗是否变质。

最后，鼓励大家去公立机构接种 HPV 疫苗，接种时也别忘了拍照留存包装盒等照片记录。

（金碧霞）

173. 接种 HPV 疫苗前需要进行 HPV 检测吗？

考虑到 HPV 在女性一生中可以反复感染，并以年轻女性多见，通常认为接种前无需检测体内有无 HPV 感染。即使已知感染过 HPV 或者由此造成了宫颈病变，也推荐尽快注射疫苗。虽然疫苗不能治疗已感染的病毒，但可以有效防护我们在本次感染的 HPV 清除后不再出现新发感染。有生殖器疣病史，HPV 阳性检测结果，或者宫颈、阴道、外阴或肛门细胞学异常，都提示既往感染HPV，但不一定是 HPV 疫苗所覆盖的 HPV 亚型感染。对于有 HPV 既往感染证据且在推荐年龄范围内的人群，仍然推荐接种疫苗，因为接种疫苗仍然能够提供针对未曾获得的 HPV 疫苗型感染的防护。不过，应当告知这些患者，接种疫苗对其已有的 HPV 感染或 HPV 相关疾病并没有治疗作用，并且 HPV 疫苗接种的潜在益处不如在首次发生性行为前接种那么大。

（丁　丁）

174. HPV 疫苗接种前要做什么准备，有何注意事项？

因为考虑到 HPV 疫苗的所有基因型都感染一遍的可能性较低，如果已经感染过 HPV，依然可以通过接种疫苗来预防其他基因型的感染。所以，一般认为不用在接种前特地做 HPV 检测。但是，发热、感冒、器官功能障碍、对 HPV 疫苗成分过敏的人群不宜接种疫苗。另外，妊娠和哺乳期的女性应暂缓接种。详细的禁忌接种情况可咨询接种点的医师。

（丁　丁）

175. HPV 疫苗通常需要打几针才能有效？

虽然最初的临床疗效研究已评估了 3 剂疫苗接种方案，但随后的很多研究发现：与年龄较大的女性接种 3 剂疫苗（临床试验已确定了该人群中的疫苗效力）相比，年轻个体接种 2 剂疫苗的所产生的抗体相似。

另外，为了减少卫生花费，所以西方有些国家允许 15 岁以下人群仅接种 2 剂疫苗（就是只打 2 针），但要求 2 剂间隔应不小于 6 个月；对于 15 岁及以上人群，仍然推荐接种 3 剂 HPV 疫苗（就是需要打足 3 针），因为该人群对 HPV 疫苗接种的免疫应答较低。但是，我国上市的疫苗说明书仍是采用 3 剂免疫接种程序。

（丁　丁）

176. HPV 疫苗接种中断或延迟需要重新接种吗？

HPV 疫苗的注射需要在 6 个月内完成 3 剂注射，即分别在第 0 个月、1 个月（或 2 个月）、6 个月注射一针，于上臂进行肌内注射。患者通常未按照时间表进行免疫接种，称为漏种。美国免疫接种实践咨询委员会（Advisory Committee on Immunization Practices，ACIP）推荐，不论疫苗系列接种中断了多长时间，都可继续接种，而无需重新开始。

（丁　丁）

177. 前两针打了二价或四价疫苗，第三针可以打九价疫苗吗？

四价 HPV 疫苗接种的年轻女性 1 年后接种九价 HPV 疫苗，具有良好的安全性和免疫原性。对于 HPV 疫苗的序贯接种，WHO 和 ACIP 均有所推荐。WHO 相关文件指出：有关三种 HPV 疫苗互换使用的安全性、免疫原性或保护效力的数据十分有限，这些疫苗在特性、成分和适应证方面各不相同，应该尽量使用同种疫苗完成免疫程序。然而，在不知道之前接种的何种疫苗或已无法获得该种疫苗的情况下，可接种任何一种疫苗完成接种程序。也就是说，最好使用同种疫苗完成免疫接种程序，除非迫不得已，再进行换用。

（丁　丁）

178. 按流程接种了 3 剂二价或四价疫苗，有必要再接种九价疫苗吗？

一般没有必要。研究发现，接种完二价或四价疫苗后再接种九价疫苗的年轻女性中，通常具有良好的免疫原性，九价疫苗引起的抗体阳转率在98%以上。也就是说，接种完一种疫苗再接种九价疫苗，可以获得很好的抗体。但研究也发现，接种完四价疫苗再接种九价疫苗的人，接种部位不良事件发生次数比较高，虽然大部分接种部位不良反应为轻度或中度。对于已经完成二价或者四价 HPV 疫苗系列接种的人，再接种一遍九价疫苗获得的益处可能极小。高危型 HPV 中 16 型、18 型是毒力最强的，70%以上的宫颈癌都是由这两型感染造成的，而所有的 HPV 疫苗都可以对抗这两型病毒。目前市面上三种疫苗都不能完全覆盖 WHO 认可的 14 个高危型 HPV，所以任何一种疫苗注射完毕都不能保护我们完全不得宫颈癌，我们都仍然需要定期进行宫颈癌筛查。三种 HPV 疫苗的预防目的是一样的，效果也基本一样。目前疫苗的保护率达到 10 年以上，疫苗持久性还是很好的。所以，疫苗打任何一种就行，没必要重复接种，二价、四价疫苗已对宫颈癌有了很好的保护效果，一般没必要再打九价疫苗。

（丁　丁）

179. 接种 HPV 疫苗后还需要接受筛查吗？

需要。无论接种二价疫苗、四价疫苗还是九价疫苗，接种疫苗后仍然需要定期筛查，不是说接种了 HPV 疫苗就进入保险箱了。

现有疫苗，包括九价疫苗并不能完全覆盖 WHO 认可的 14 个高危型 HPV，所以任何一种疫苗注射完毕都不能预防所有的高危型 HPV 感染。可能额外还有一小波高危型 HPV 目前没有得到鉴定，当然更没有针对性疫苗。除此之外，还有一部分宫颈癌是和 HPV 感染无关的。所以，接种任何一种 HPV 疫苗之后都应该定期进行宫颈癌筛查。

至于注射 HPV 疫苗后免疫保护能维持多少年，目前还不完全清楚，原因是 HPV 疫苗使用才 10 余年，效果还有待观察。目前研究发现，维持 10 年没有问题。迄今尚无证据支持疫苗需要再强化免疫。

（丁　丁）

180. 如果不能或者不想接种 HPV 疫苗，我怎么预防宫颈癌？

虽然 HPV 疫苗的接种人群有年龄限制，但是实际上，人一生中任何阶段都有可能感染上 HPV，所以理论上说，即使超龄也可以接种 HPV 疫苗，以预防 HPV 感染。但是为了让有限的疫苗资源发挥最大的作用，目前国家只允许了一定年龄段的女性接种 HPV 疫苗。那么，如果您不能或者不想接种疫苗，您还可以通过以下方式预防 HPV 感染及其导致的病变。

第一，要避免 HPV 找上门来。保持健康的生活方式，如减少性伴侣数量、性生活前注意清洁、性生活全程使用避孕套、减少妊娠次数、戒烟等，详见"31. 使用避孕套能预防 HPV 感染吗？"

第二，借助筛查手段及早发现是否有 HPV 感染及其癌前病变。要知道，即使接种了 HPV 疫苗，也需要定期筛查，因为它不能帮助我们完全杜绝宫颈癌的发生。基于我国国情，推荐女性于 25 岁（有性生活后）开始筛查，最好进行 HPV 检测和宫颈细胞学联合筛查，如无异常，可延长筛查间隔，详见"72. 哪些人需要进行宫颈癌筛查，多久筛查一次？"如果 HPV16/18 型阳性或宫颈细胞学检查结果显示 ASC-US 及以上，则需要行阴道镜活检来明确诊断。

第三，发现病变后应及早治疗。宫颈上皮内瘤变主要通过宫颈锥切术来切除病灶，同时清除感染的 HPV。万一不幸发展为宫颈癌，则需要根据患者的期别、年龄和生

育要求等，制订以手术、放疗、化疗三大手段为主的综合治疗方案。

所以，即使没办法接种 HPV 疫苗，我们还是有多道防线保护我们远离宫颈癌的伤害的。前提是您要足够重视，洁身自好，早发现，早治疗。

（金碧霞）

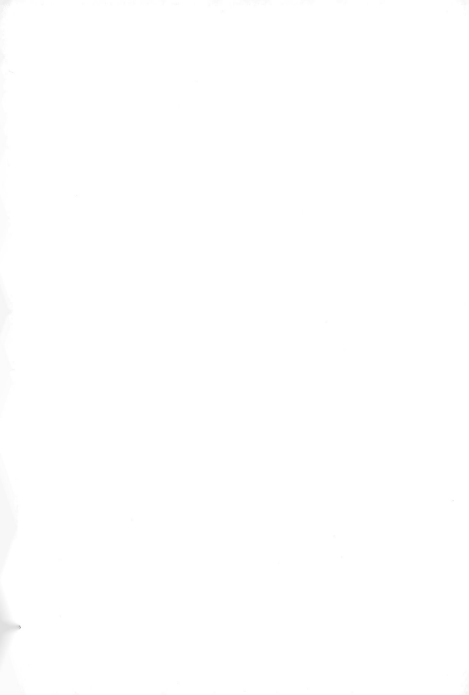